月ヨガ

心とカラダを整える
28日間浄化メソッド

島本麻衣子

講談社

プロローグ

月のリズムに身をゆだねれば 心もカラダもラクになる

月ヨガをはじめる前の私は、何をやってもうまくいきませんでした。

10年前、モデルを夢見て関西から上京し、たくさんのオーディションを何百回も受けては落ちてを繰り返し、アルバイトで生計を立てる日々が続いていました。

「どうして私はあの子のように可愛くないんだろう」「もうちょっと私にも身長があればいいのに……」

ねたみ、不安、あせり。ネガティブな感情に支配され、前に進むことができなくなっていたのです。人目を気にして着飾り、本来とは違う自分を演出し、心もカラダもボロボロなのに、自分を見て見ぬふり。なんで必要とされないんだろう、なんで愛されないんだろうと、相手が変わることを求めたり、自分を責めてばかりいたのです。

そんなときに出会ったのが、ヨガでした。

続けるうちに、これまで頭を支配していたネガティブな感情がクリアになり、凝り固まった全身の力は抜けていきました。自分のなかで、何かが開いていくような心地よさを感じ、**「自分は、自分で癒すことができる」**と気づいたのです。

同時に、ムリなダイエットをすることなく体重は理想に近づき、むくみがとれ肌のツヤもよくなり、さらに、つらかった生理痛など不快な症状も、いつしか消えていきました。どんどん軽くなっていく心とカラダ。晴れた日や美しい月の晩には、いま自分が生きていることに感謝できる、心の余裕さえ生まれてきたのです。

心とカラダが軽くなると、私の中で変化が起こりました。月経が満月にくるようになり、新月には排卵日がくるという、一定のリズムがカラダに刻まれていったのです。カラダが自然界のリズムと呼応しているようでした。

私がまだ幼いころ、祖母は「月《つき》日記」を付けていました。夜空を見上げては、お月様のカタチを書きとめ、その日の出来事を綴っていたのです。月の満ち欠けと、人の心やカラダは呼応しているんだよ、と教えてくれたことを、思い出しました。

それからは、月のエネルギーと女性のカラダの関係に深い興味を抱き、自分なりに研究し、「月ヨガ」を考案するに至りました。

月ヨガをはじめてからの私は、自分を愛せるようになっただけでなく、人に対しても優しくなれるようになりました。仕事も順調にまわるようになり、今では、月ヨガを通じて、さまざまな方との素敵な出会いもたくさん訪れています。自分に優しくすれば、自分をとりまく世界も変わるということを実感したのです。

仕事や恋愛、子育てと、一生懸命がんばっている女性はとくに、自分の内面を見つめる時間が不足していると感じます。内面を見つめることができるヨガは、自分に愛を注ぐことと同じ行為になります。ヨガの呼吸やポーズは、外に向けていた感覚を自分の内側に向け、今ある自分の状態を知ることにつながります。

この本では、私が提唱する月の満ち欠けに合わせたヨガのポーズや、過ごし方を紹介していきます。たくさんのヨガのポーズのなかから、女性がより美しくなれるポーズを抽出して組み合わせています。ヨガははじめて、という方でも取りいれやすいので、ぜひ試してみてください。

月の神秘を感じ、リズム、呼吸、光に合わせて生きること。目に見えない何かを感じることが今、必要なときです。私たちの心とカラダは、まわりに存在する、すべてのものとつながっています。月のエネルギーを味方につけたヨガで、さらにあなたの心とカラダが浄化され、自然と調和されていくことでしょう。

みなさんがこの本を通じて、自分本来の魅力を取り戻し、内側から美しく輝けることを祈っています。

月ヨガは、女性性を高める女性のためのヨガ

「ヨガ」という言葉は、「つながる」「結ぶ」という意味のサンスクリット語「ユジュ」に由来しています。

自分の心とカラダのつながり、自然とのつながり、そして、人と人とのつながりなど、解釈はさまざまです。

ヨガの起源は、今から４５００年前といわれ、インドで発祥し、発展し続けてきました。呼吸を感じて自分の内面を観察し、本来ある自分の姿に導いていくのがヨガのひとつの方法です。

ヨガには多種多様な流派があり、呼吸とポーズを連動しておこなうもの、ダイナミックな動きをするもの、ゆったりおこなうものなど、いろいろありますが、すべてのヨガは「ハタヨガ」と呼ばれています。

「ハ」は太陽、「タ」は月、といわれ、自分のなかにある太陽と月、男性性と女性性、右脳と左脳など、バランスをとっていくものでもあります。

ヨガのすべてのポーズはどんな形であれ、「無」の状態を感じます。

無心になってポーズをとり、呼吸をコントロールすることは、感情をコントロールすることにもつながります。

そうすると、悩みや迷いから解放されるのです。

私が提唱する「月ヨガ」は、子宮を包む骨盤の動きを活性化することで、女性性を高め、美しい心とカラダをつくる、女性のためのヨガです。

月のリズムに合わせておこない、月のエネルギーを最大限に感じ、その流れにのることで、直感、本能が研ぎすまされ、自然の流れにのり、心も浄化されていきます。

月ヨガでは、女性のカラダの周期をアクティブ期（再生）、デトックス期（浄化）の2つに大きくわけています。

月のリズムと女性のカラダ

女性のカラダは約28日間で浄化と再生を繰り返すといわれています。これを月のリズムと合わせると、アクティブ期（再生）は新月から満月までの2週間、デトックス期（浄化）は満月から新月までの2週間です。土にまいた種が、だんだん生長していくのが新月から満月、花を咲かせた後、だんだんと次の種まきに向けて準備をはじめるのが満月から新月……と、花の一生にたとえてみると、わかりやすいかもしれません。

アクティブ期（新月から満月）
月が満ちるのと同じように、カラダの吸収力が高まる時期。心もさまざまな栄養分を吸収して、心とカラダを育て、再生させる。

デトックス期（満月から新月）
月が欠けるのと同じように、カラダの排泄力や解毒力が高まる時期。心とカラダの余分な老廃物が排出されるように、ゆるむ。

月のリズムと
女性のカラダの関係

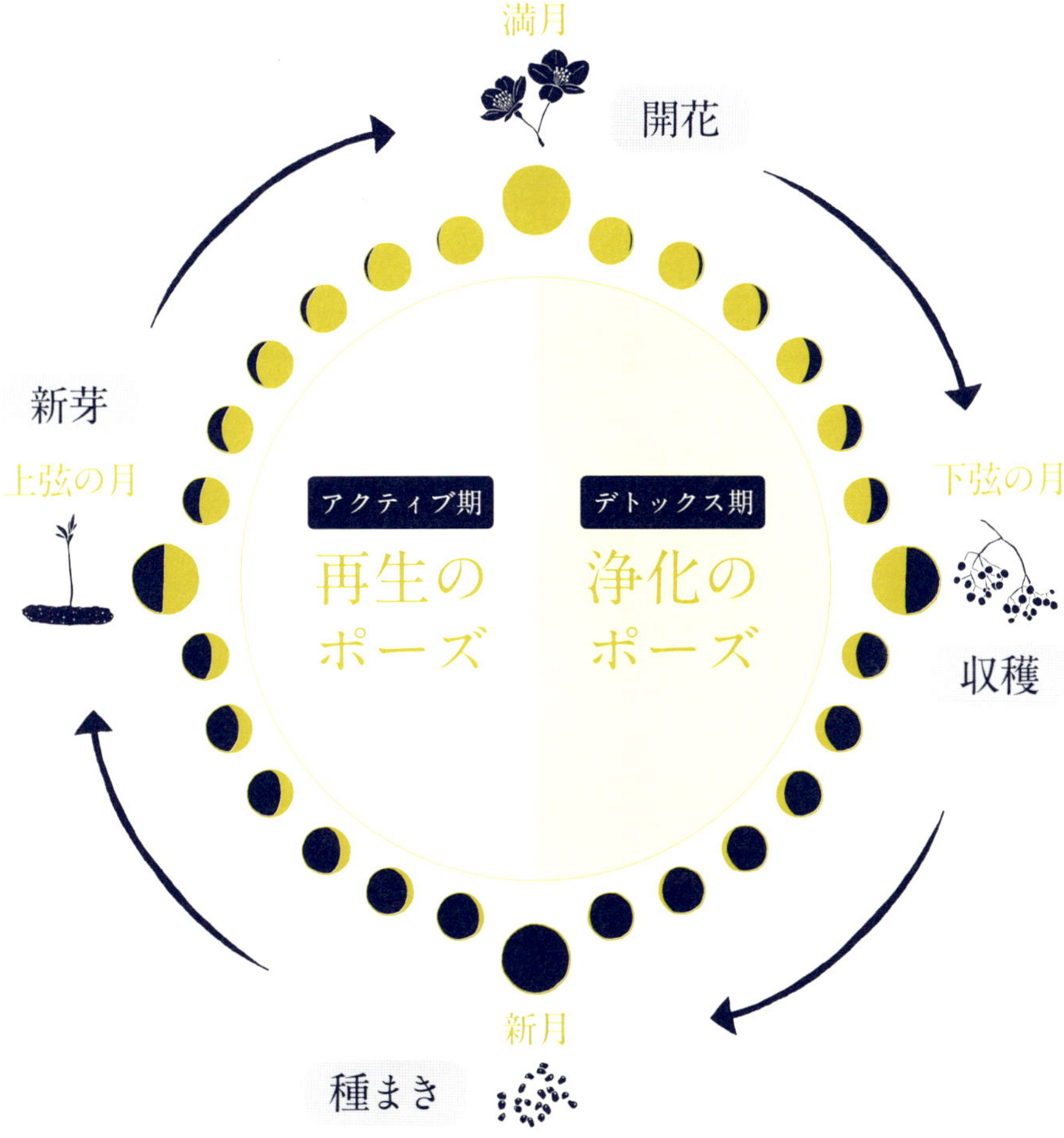

月ヨガで女性特有の悩みも解消！

本書では、アクティブ期を「新月から上弦の月」「上弦の月から満月」、デトックス期を「満月から下弦の月」「下弦の月から新月」にそれぞれわけ、４つのパート別に、ヨガのポーズや生活のポイントを紹介していきます。女性特有の悩みも解消されるので、一日１ポーズからでもよいのでおこなってみてください。

私の月ヨガレッスンを受けている生徒さんからは、次のような声をいただいています。

●ムリなくダイエットでき、むくみがとれて、肌ツヤもよくなった
●熟睡できるようになり、朝すっきり起きられるようになった
●ＰＭＳ（月経前症候群）の不快な症状が消え、生理痛が改善された
●不感症が改善され、パートナーとのセックスが楽しめるようになった
●赤ちゃんを授かった

レッスン２で紹介する月ヨガで、あなたのキレイをバージョンアップしてください。

月のリズムとヨガのポーズ

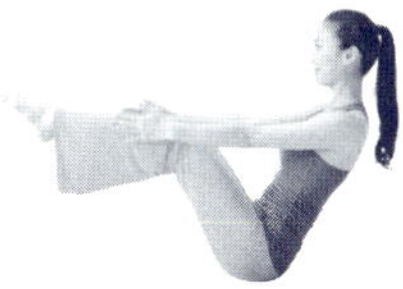

女性らしさを
高めるポーズ

達成の時期

満月

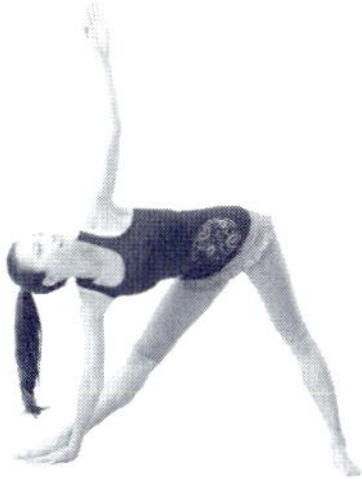

浄化力を
高めるポーズ

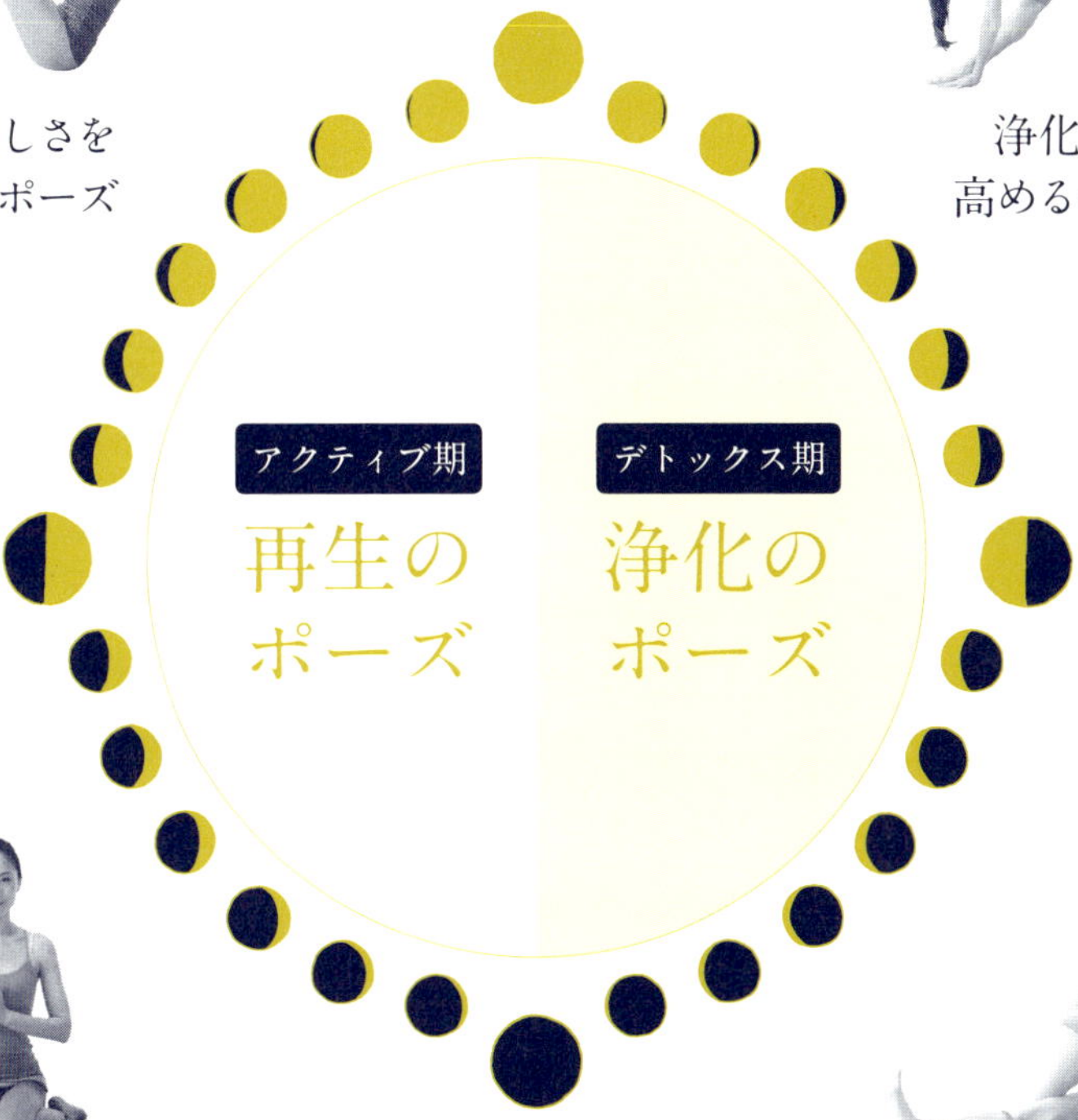

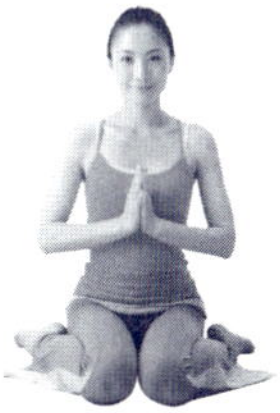

キレイの基礎を
つくるポーズ

新月

スタートの時期

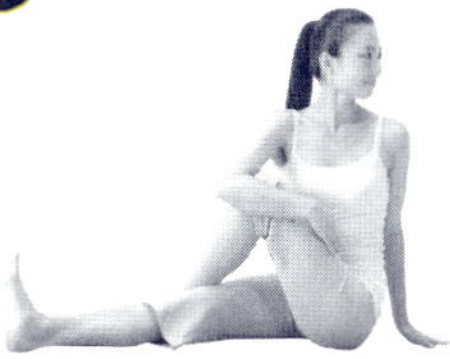

浄化力をさらに
高めるポーズ

もくじ

月ヨガ28日間プログラムとDVDの解説

本書の使い方

88ページからの「月の運行カレンダー」で本日の月齢をチェックして、それに呼応したヨガのポーズをおこないましょう。

●新月から上弦の月〜キレイの基礎をつくるポーズ→33ページ
●上弦の月から満月〜女性らしさを高めるポーズ→43ページ
●満月から下弦の月〜浄化力を高めるポーズ→53ページ
●下弦の月から新月〜浄化力をさらに高めるポーズ→63ページ

DVDの使い方

DVDは本書の内容に沿って収録されています。
88ページからの「月の運行カレンダー」で本日の月齢をチェックして、下記メニューを選んでおこないましょう。収録時間は約75分です（各約15分）。

メニュー
●呼吸法
●新月から上弦の月
●上弦の月から満月
●満月から下弦の月
●下弦の月から新月

Lesson 1

月ヨガでキレイになれる理由

月のリズムとカラダの関係

月が満ち欠けする周期は29日半です。

日々変化する月は、太陽の光を受けて輝きを放つことができています。

左の図のように、地球から見て月が太陽と重なれば、何も見えない「新月」。地球を真ん中に太陽と月に挟まれれば、丸い姿をした「満月」というように、太陽と地球の配置によって、地球から見える姿を日々変えていきます。

地球は、月の引力の影響を強く受け、さまざまな自然現象を引き起こしています。海は月の引力に強く引っぱられて、水位が上昇します。

満月や新月に潮が満ち大潮になるのは、月の引力が強いためといわれています。

地球の70パーセントが海であるように、私たちのカラダも約70パーセントが水分でできています。潮の満ち引きのように、人間のカラダにも、その影響を及ぼしていても不思議ではありません。

月の満ち欠け

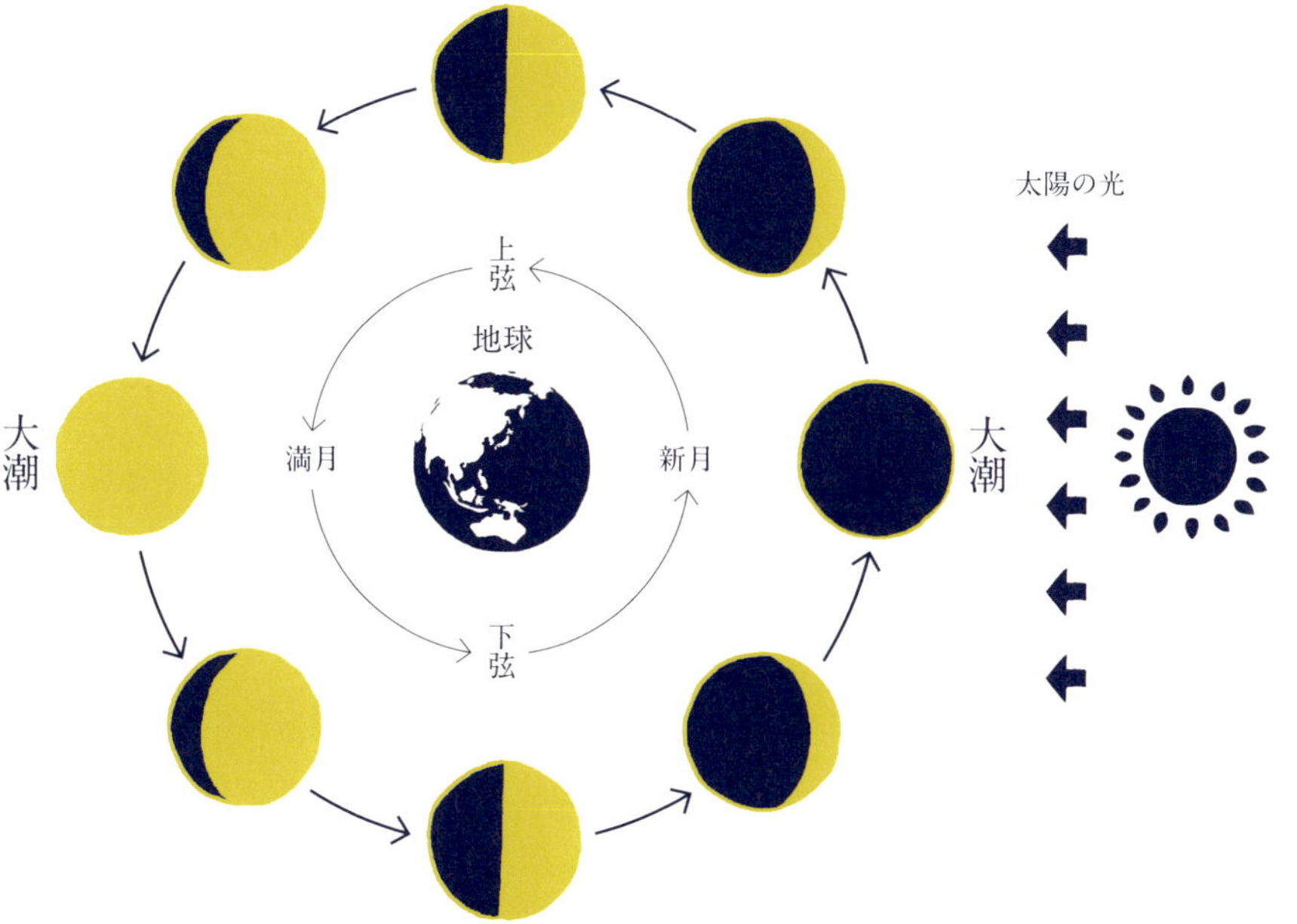

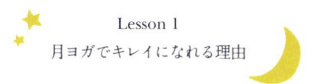

月の神秘的な力

私たちの祖先は、月の満ち欠けのサイクルを、生活の手段に活用してきました。種まきや植え付けは新月の日、収穫などの時期は満月が目安とされ、世界各地で豊作を願い祝うためのお祭りは、新月と満月に多くおこなわれています。

満月の日に摘まれた薬草は、より強い力を発揮するともいわれています。

オーストリアのチロル地方の医療では、月が欠けていく時期は傷の回復が早く、逆に満ちていく時期には遅くなると考えられ、月のリズムに合わせた治療法が用いられてきました。月の引力が血液の流れに影響することを立証している研究結果もあり、満月には出血が多くなる傾向がみられるので、手術は避けたほうがいいという説もあります。

満月の日に珊瑚やウミガメの産卵があるのは有名な話ですが、それも、月の引力による潮の満ち引きが大きく関係しています。海面が上昇すると海中の生物の活動が活発になり、生殖活動や産卵がおこなわれるといわれています。

人間も、満月に新たな命が生まれ、新月に息を引き取る人が多いといわれています。実際の出生率について産婦人科医の方に取材したところ、満月の日や、その前後に出産する人は、ほかの日と比べて1割程度多いということでした。同様に、満月の日や、その前後に月経がくる人が多いというデータもあるようです。引力でカラダがゆるむせいで、デトックス効果が高いという説もあります。

女性の骨盤は、月のリズムで締まる・ゆるむを繰り返す

月のリズムは、女性のキレイの源といっても過言ではないと思っています。女性の骨盤の開閉や月経周期に大きく関係しています。

骨盤は生命を生み出す子宮を包みこんでいる重要な器官です。1つの骨のようですが、腸骨といった大きな骨から尾骨まで、さまざまな大きさの骨からなる円錐形の骨格です。まわりの筋肉などの収縮により、呼吸をするように少しずつ締まったり、ゆるんだりを繰り返しています。

この骨盤まわりの筋肉の可動域がヨガをおこなうことで広がり活性化されると、女性ホルモンのバランスが整い、カラダの調子が改善されやすくなります。この締まる・ゆるむの動きは、月の満ち欠けのリズムや、月経周期に合わせて繰り返されています。

月が満ちていくのと同時に、自然界にはゆるむ力がはたらきます。同じように、私たちのカラダにも、ゆるむ力がはたらきます。この時期に骨盤が開いて、月経を迎えることができれば、カラダはとてもラクになります。余分な老廃物を上手にデトックスすることができるからです。

逆に、月が欠けていく時期は、自然界には締まる力がはたらきます。同じように、私たちのカラダにも、締まる力がはたらきます。

この時期に骨盤も閉じて、排卵日を迎えることができれば、カラダはもっとラクになります。女性ホルモンのエストロゲンが分泌される時期でもあるので、骨盤が締まっていくことで、より女性らしいカラダをつくることができます。

さらには、新月までの締まる力がはたらくこの時期は、新しい命を宿すための、ふわふわの子宮をつくる準備が整います。月ヨガの生徒さんのなかにも、赤ちゃんを授からずに悩んでいた方が、妊娠されたケースが多々あります。

自然界の締まる、ゆるむのリズムを、月ヨガで上手にカラダにとりこんでいきましょう。

「月ヨガ」はかたくなった子宮を活性化する

約28日周期で開閉を繰り返す、女性の骨盤。カラダを美しく保つには、この緊張と弛緩のバランスがとても大事なのです。「月ヨガ」は、カラダの緊張をほぐすポーズと、ゆるみすぎたカラダを引き締めるポーズをバランスよく組み合わせ、柳のようなしなやかな心とカラダをつくります。

とくに、かたくなった骨盤内部を動かし温めることで活性化するので、生理痛緩和や不妊症の改善、婦人科系の病気予防、さらにはセックス時の不感症が改善されるなど、女性にとってはうれしいことばかりのヨガなのです。

また、カラダを気持ちよくのばし、深い呼吸をす

満月に月経がくれば、カラダはラクになる

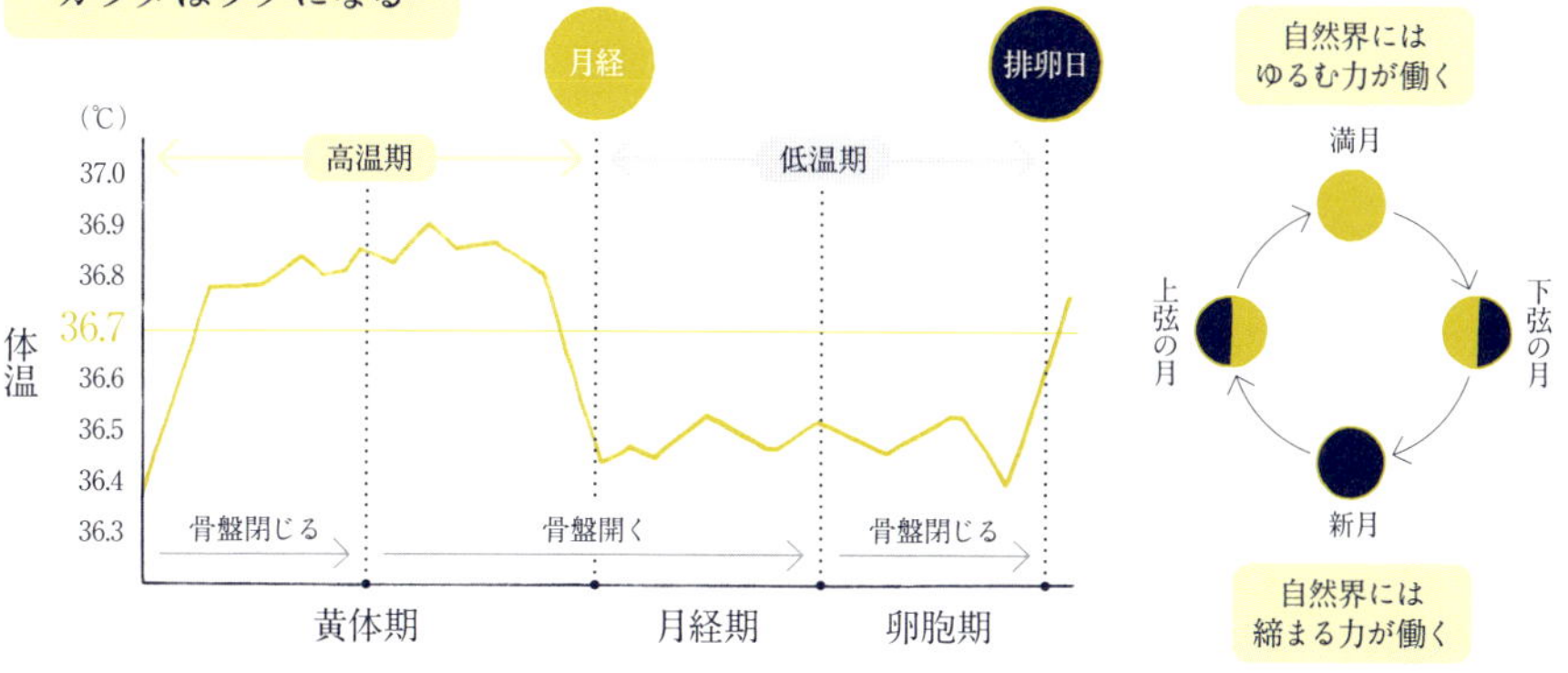

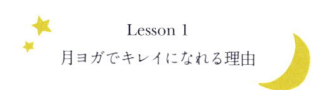

ることで滞っている血液やリンパの流れも活発になり、ダイエット、むくみや冷え性、肌トラブルの改善などにも効果的です。

祈りと願いをするなら新月、感謝をするなら満月

満ち欠けする月はカラダだけではなく、心の状態にも影響を与えています。

頭が冴えて仕事が順調に進むときや、「パートナーと過ごす時間が情熱的になったりして気持ちが高ぶるとき」逆に「家でまったり過ごしたいと思うとき」や、「いつもより物事を冷静に見ることができるなと感じるとき」。このような感情の起伏を、みなさんも日々感じていることと思います。じつは、これも月のリズムが関係しているのです。

新月はちょうど種まきにたとえられる時期。気持ちをリセットし、新たにスタートする気持ちが芽生えます。意思を自然の流れにのせるお祈りをしたり、仕事の新しいプロジェクトや趣味の習い事などをはじめるのに適しています。

月が満ちていく時期は吸収力が高まるので、知識も吸収しやすくなり、物事が効率よく進みます。幸福感が高まり、華やかな気持ちになっていきます。

気分が高まる満月は、新月からスタートした目標やプロジェクトが実を結ぶとき。心もカラダもいっそう華やかに輝きます。たとえば好きな仲間と集まるときも、この満月がいいでしょう。

そして、満月から新月に向かう時期は心がだんだんと鎮まり、落ちつきを取り戻す時期。心とカラダにお疲れ様と言ってあげて、ともにゆるめ、今の自分をもう一度見つめ直し、次のステップへ向かって準備をするのに適しています。

「月ヨガ」は28日周期で、美しさをバージョンアップ

ヨガは、自分の内面を見つめ直し、内側から輝かせるための方法のひとつです。

そして、ヨガには五感を研ぎすまし、集中させる力があります。「月ヨガ」は、この心の面も重視しており、「月ヨガ」を取りいれることで、さらに心の声を聞きやすくなるのです。心の柔軟性が、カラダの柔軟性につながっていきます。自然の流れと月のリズムを感じ、美しい心とカラダに導くためにも、「月ヨガ」は、とても理にかなっているのです。

月のリズムに合わせて直感を受けいれ、自然体でいれば、カラダにもうれしい効果を生

み出します。逆に、月のリズムに反して自分の気持ちを押し殺すと、カラダにも悪い影響が及ぼされます。

自分の心を感じ、大切にしていくことで、相手を思いやる気持ちが育まれます。

その過程から女性らしさもアップするので、パートナーとの関係もより豊かなものになることでしょう。

そして、その幸せが自信となり、幸運をどんどん呼びこんでいきます。このポジティブで素敵な連鎖の繰り返しが、本来の自分を取り戻すことにつながるのです。今のあなたに感謝して、今ある現状に感謝して、すべてを受けいれることで、なにかが変わってきます。

月のリズムを感じ、身をゆだねて生活することで、日々の心の動きや行動が理解できるようになるでしょう。なんで、自分はこういう気持ちになったんだろう、無意識なこの行動は、どこからきたんだろう、と。

その〝なぜ〟の理由がわかり、腑に落ちると、自分自身をもっと理解してあげられて、心から自分を好きになることができます。

私を愛してあげるのは、まずは私から……と、あなたのあなたに対する愛と理解が深まることでしょう。そうすることで、自然とあなたを愛してくれる素敵なパートナーとも巡り合えるかもしれません。

月のリズムに沿って、再生、浄化、そして再生を繰り返していきましょう。

1年に約12回、自分を飛躍させられるチャンスが訪れます。新年が12回やってくるイメージで、目標を立てては実らせるリズムを、意識してみてください。

「月ヨガ」で、つねに美しく生まれ変わり、バージョンアップを繰り返せば、あなたの魅力がさらに引き出されていくことでしょう。

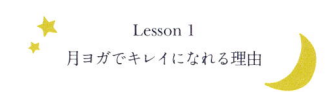

「月ヨガ」をはじめる前の6つのアドバイス

レッスン2からのプログラムにしたがって、月の満ち欠けに合わせた「月ヨガ」をはじめましょう。実践に入る前に、おさえておきたいポイントを次に記しておきます。

　本書ではパート別に7ポーズずつ紹介しています。まずは1日1ポーズでもいいので、できるところから毎日続けてみてください。

　月の力を味方につけて、あなただけの素敵なヨガライフをはじめましょう！

1 新月からスタートするのがベスト

新月は心身ともにリセットされ、新しいことをはじめるのにぴったりの時期です。88ページからの「月の運行カレンダー」で、まずは新月の日をチェックしましょう。もちろん、途中からスタートしても大丈夫。今すぐにでもはじめたい方は、今日の月の形をチェックして、該当する時期のページからスタートしましょう。

2 心が落ちつく空間をつくりましょう

ヨガは静かな空間で、集中してカラダを動かすほど効果が出ます。集中を妨げるものはできるだけ片づけて、シンプルな部屋の中でおこないましょう。穏やかな音楽をかけたり、アロマをたいてみるのもおすすめです。

3 ナチュラルなメイク＆ウエアがおすすめ

はじめてヨガをする時は、「どんな格好ですればいいの？」と悩む方もいらっしゃいますが、自分の心が落ちつく服装なら自由です。動いていて気になるアクセサリー類ははずし、服装も風通しのよい、ナチュラルなコットン素材などを選ぶといいでしょう。足は裸足がいいでしょう。メイクもナチュラルに。

4 ヨガをする2時間前は食事を控えましょう

お腹の中に消化していないものがあると、カラダが重く、集中できないことも。また、ヨガの後は代謝がアップして吸収力がよくなります。まずはお水を飲み、体内からもリフレッシュしてみて。

5 生理中はお休みするか、控えめに

基本的にヨガは、生理中にはげしい動きをおこなわないほうがベター。カラダの声を聞いてあげて、そのときの体調に合わせて動きましょう。生理前、生理中は関節をゆるめるホルモン、リラキシンが出ているので、いつもよりカラダが柔らかくなったと感じるかもしれません。カラダを強くねじるポーズや、逆転するポーズなど、血流が圧迫されたり逆流したりするのでさけましょう。

6 1日1ポーズでもOK 楽しみながら続けて

月ヨガは心とカラダを癒していきます。自分自身にムリをさせません。また、できないポーズがあっても自分を責めず、自分自身に愛をもって優しくしてあげましょう。カラダの気づき、心の変化を楽しんでおこないましょう。

ヨガ中は呼吸を意識して

ヨガの呼吸は基本的に鼻でおこないます。

自律神経の流れを整えてくれ、心身の安らぎをもたらしてくれます。

腹式呼吸は鼻から吸ってお腹をふくらませ、ゆっくりと鼻から長い息を吐いてお腹の中の空気を空っぽにしていきます。

3秒吸って、6秒かけて吐く……と、吐く息の長さを吸う息の長さの倍にするのがおすすめです。

カラダの緊張がゆるんでリラックスできるうえ、内臓が動いてカラダが内側から温かくなり、基礎体温も上がり細胞が活性化していきます。

28日間のプログラムに入る前に、2つの基本的な呼吸法を紹介しましょう。

腹式呼吸 安楽座

スカアーサナ

お腹の動きを感じながら、深い呼吸で自律神経を整えて、
心とカラダの基礎体温を上げていきましょう。

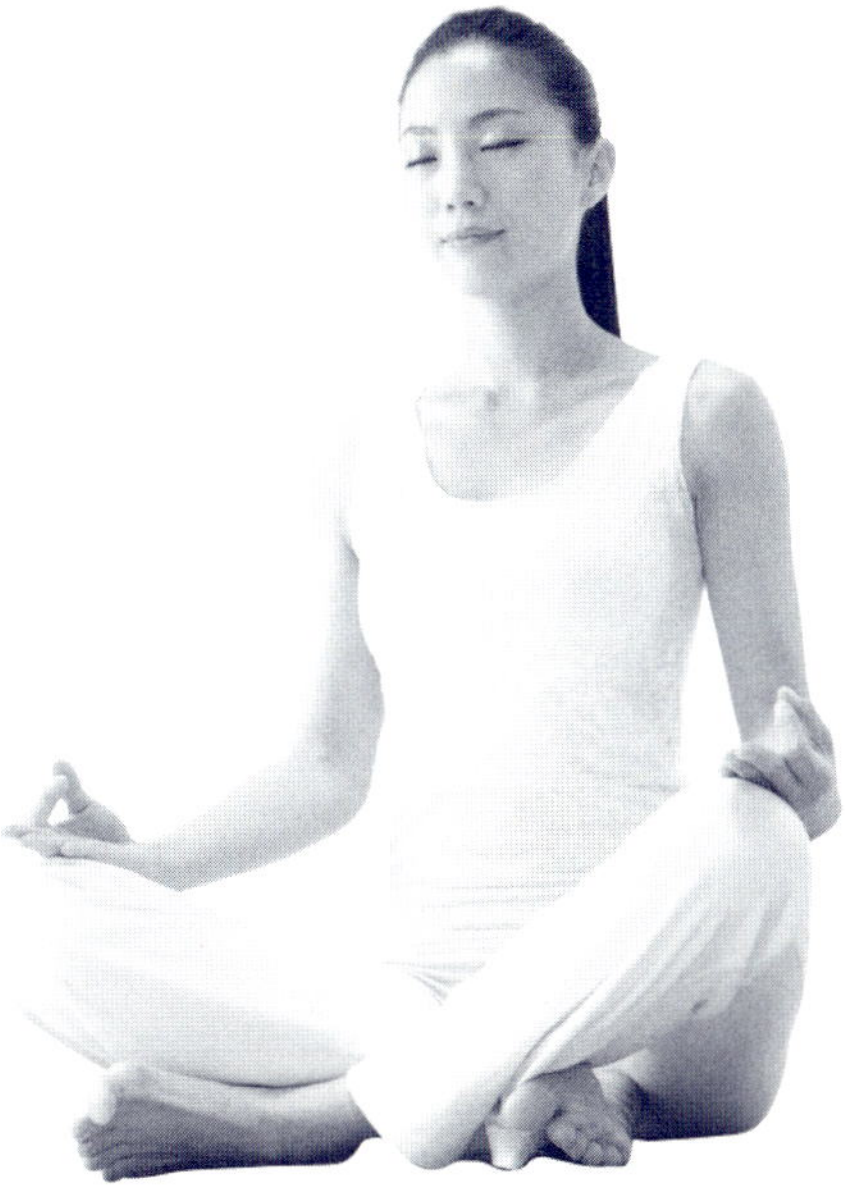

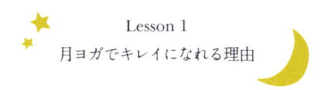

1. 足をのばして座り、片足ずつ自分の方によせます
2. 足首より少し上で足を交差、お尻を少し引き、骨盤を安定させます
3. 最初に鼻から息を吐きましょう
4. 鼻から息を吸って、呼吸を繰り返しましょう
5. 吐く息で、お腹を背中に近づけていきます
6. 吸って、お腹をふくらませていきます
7. 吐く息を長くします。吸う息の倍の長さで吐きましょう。たとえば、吐く息6秒、吸う息3秒。繰り返していきましょう
8. 自分の心が落ちつくところまでしてみましょう。最初は5分くらいからはじめてみましょう

愛の呼吸 金剛座

ヴァジュラアーサナ

お尻と恥骨《ちこつ》の間にある骨盤底筋群《こつばんていきんぐん》は、子宮、卵巣、膣、膀胱、産道、尿道、直腸などの内臓を支える筋肉です。この筋肉をしっかりと鍛えることで、生理不順、難産、更年期障害、尿もれなどが改善され、パートナーとの愛のおこないも満たされていきます。女性が楽しく生活を送るためにも大切な土台となる部分をしっかりと築き上げ、自分自身を大切に、愛を感じて呼吸を感じていきましょう。

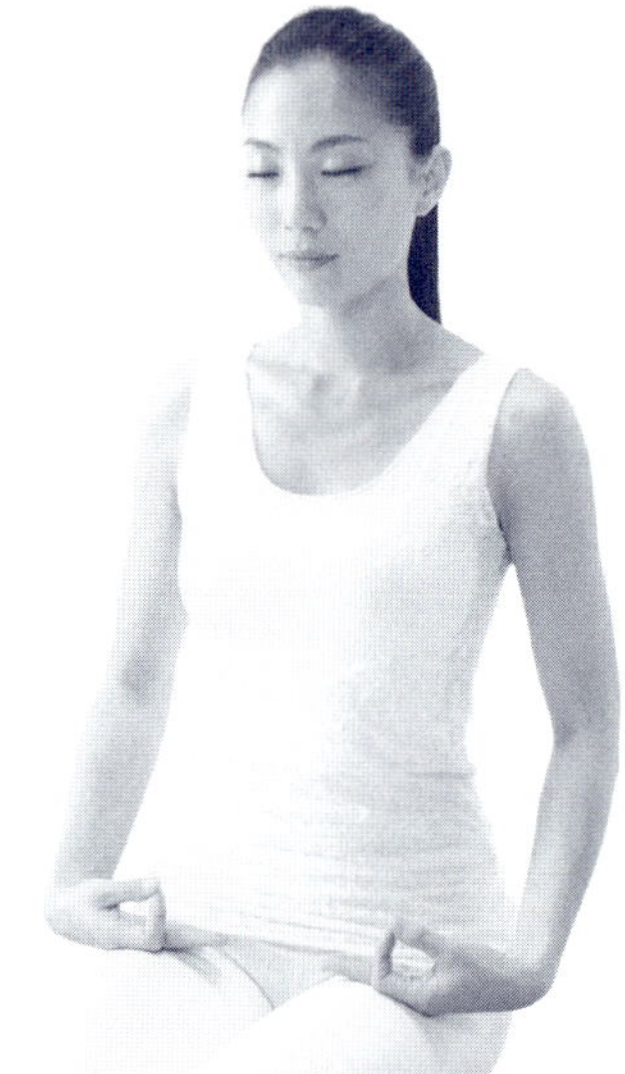

1 かかとの上にお尻をのせて、足の親指をつけましょう
2 ひざを閉じて背骨をのばし、骨盤を起こしてください
3 吐く息で目を閉じて自分の呼吸、内側を感じていきます
4 息を吸いながらお尻をゆるめ、息を吐きながらお尻を締めていきます
5 吸う息の倍の長さで息を吐くことを繰り返します
6 吸って広げ、ゆるめて、吐いて引き上げ、引き締めます

Lesson 2
月ヨガをはじめましょう

アクティブ期

新月から上弦の月

キレイの基礎をつくるポーズ

新月を境に心もカラダも新しく生まれ変わる、スタートの時期

心とカラダの特徴

新しい月のサイクルに入り、心とカラダのエネルギーはどんどんふくれあがっていきます。新月の日は気持ちが落ちつき、自分の心の声に耳を傾けやすいとき。だんだんと月が満ちていくのと同時に、気持ちがポジティブになっていくので、目標を立て、新しい物事をスタートさせるのに向いています。

カラダは積極的に栄養分を吸収していきます。カラダのなかでつくりたい部位がある人は、この時期を使ってその部位を強化しましょう。しなやかな筋肉、カラダをつくることができます。

心とカラダが吸収しやすい時期なので、暴飲暴食にも気をつけることが大切です。自然の中で育てられたオーガニックな野菜、キレイなものを多くカラダに取りこめるよう、消化のよいものを摂取するように心がけてください。

ヨガのポーズの特徴

新月から上弦の月では、足元を固めるポーズが基本です。

まずは、地面にどっしりと根をはるイメージのポーズで心とカラダのバランスを整え、大地のエネルギーを感じながら、カラダをキレイに育てるための基礎をつくっていきます。

また、満ちていく月に合わせて心身ともに前向きに歩いていけるように、骨盤まわりを締めるポーズも取りいれていきます。

アクティブ期

この時期の過ごし方

新月から上弦の月

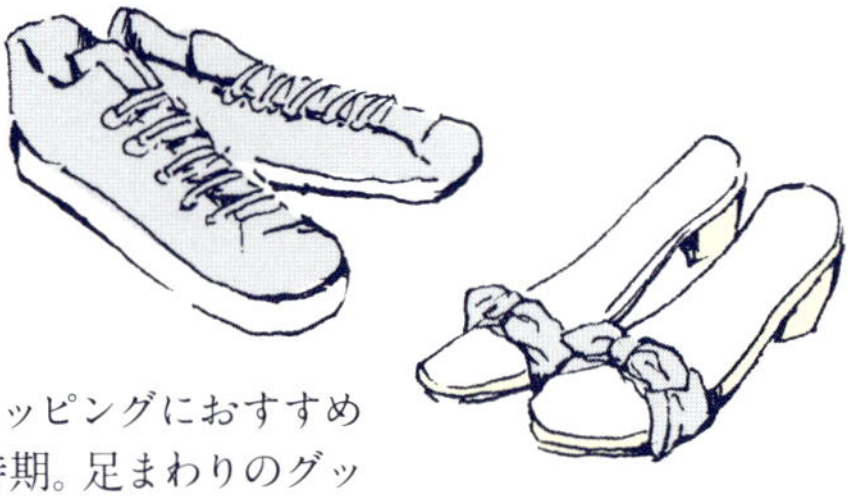

ショッピングにおすすめの時期。足まわりのグッズに注目してみましょう

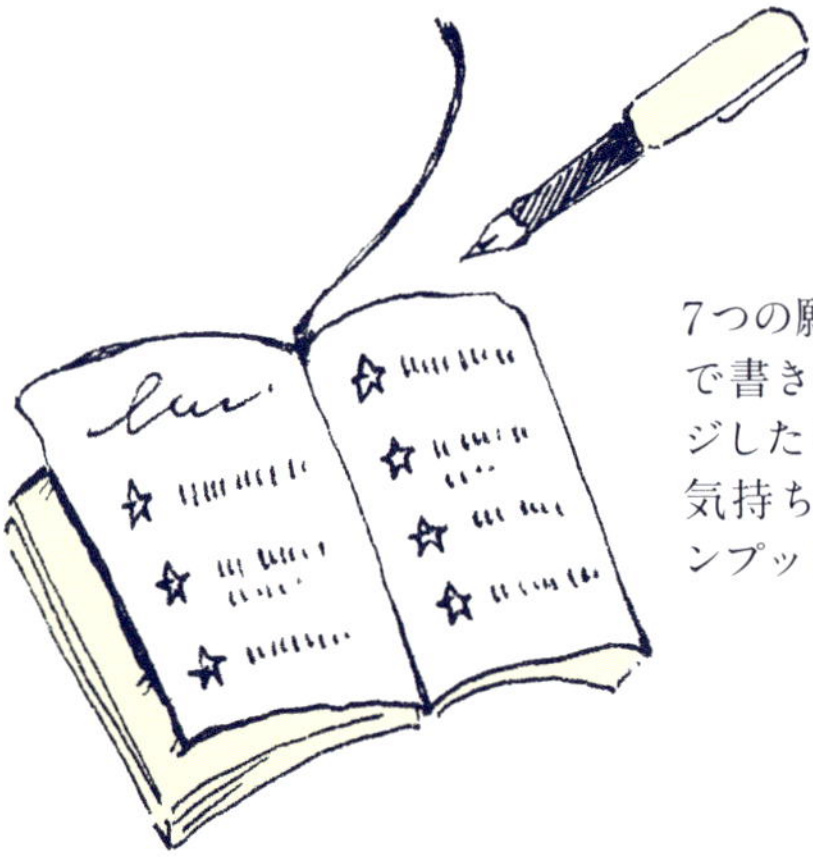

7つの願いごとを完成形で書きましょう。イメージしたら、それを純粋な気持ちで自分の中にインプット

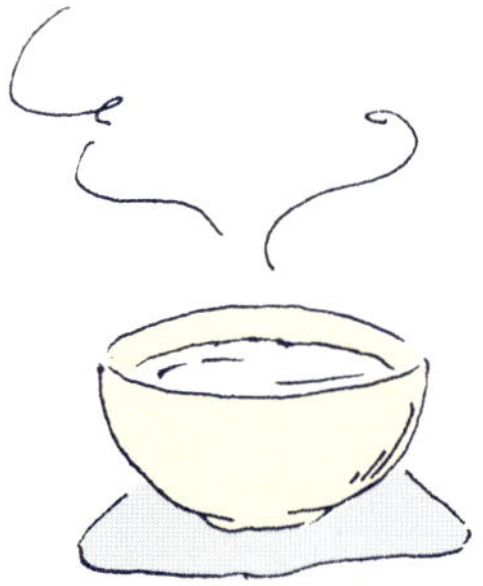

朝は、天然の塩を少量入れた白《さ》湯《ゆ》を飲んで、カラダの中から元気に吸収力をアップ！

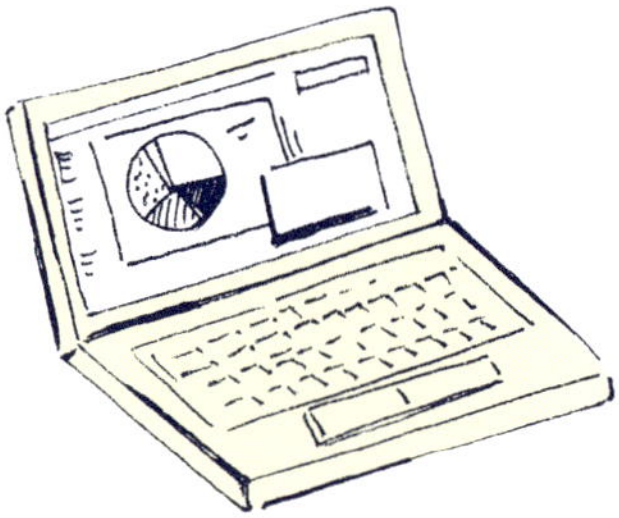

仕事では、新しいプランを立てたり、新しい出会いの機会をつくってみましょう

割り座のポーズ

ヴィラアーサナ

子宮の活性化と
足のむくみ解消

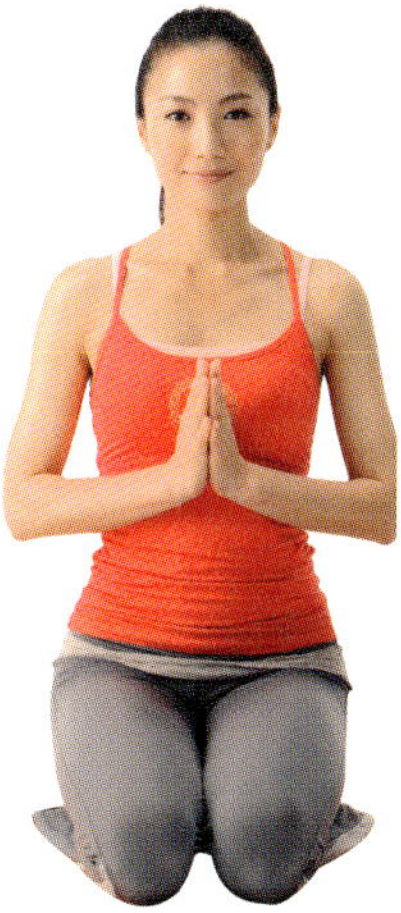

1　かかとの上にお尻をのせてひざを閉じましょう。胸の前で手を合わせひと呼吸

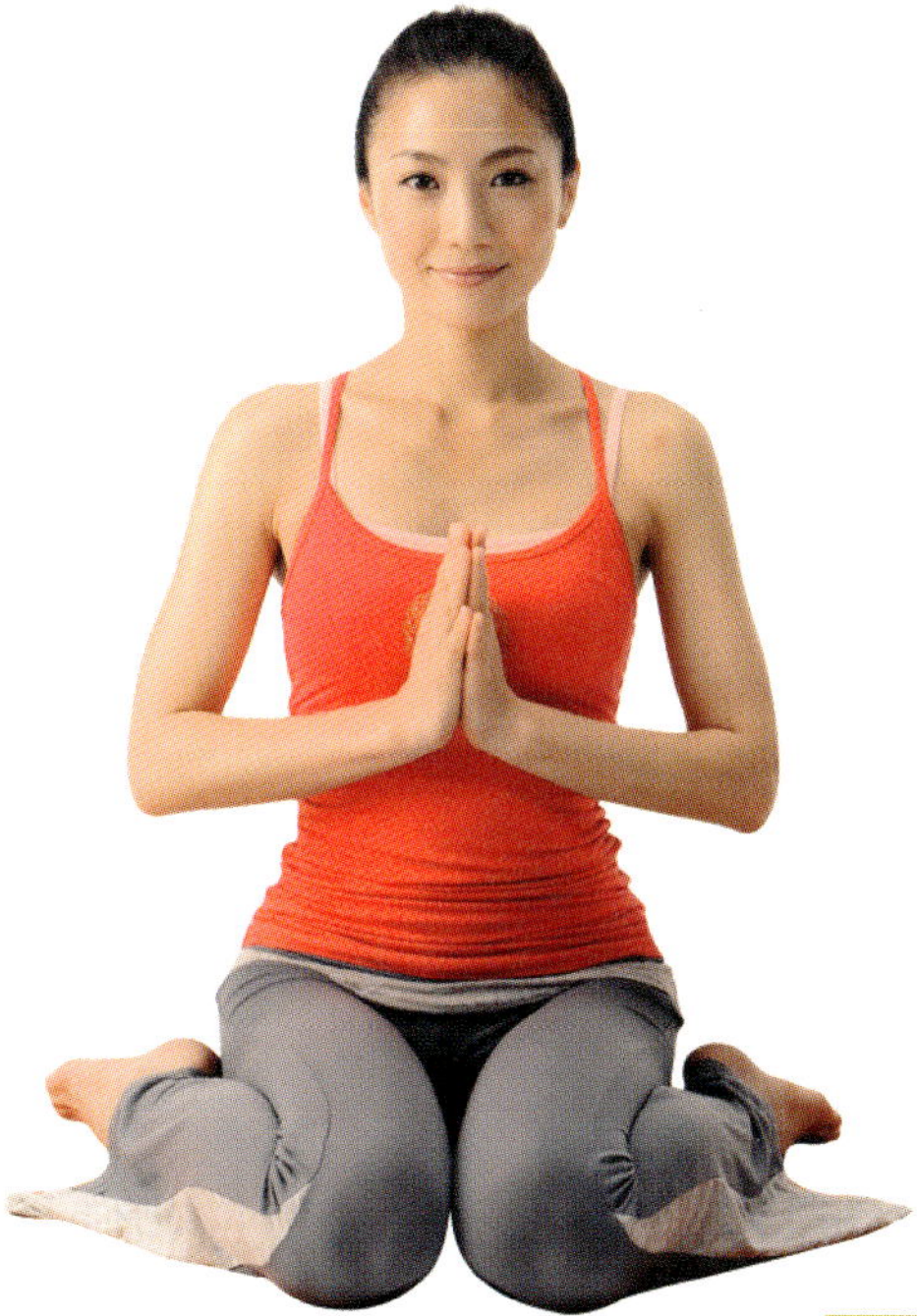

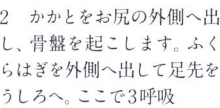

2　かかとをお尻の外側へ出し、骨盤を起こします。ふくらはぎを外側へ出して足先をうしろへ。ここで3呼吸

効能

新月からスタートしていく心とカラダに合わせて骨盤を柔軟にして、子宮を活性化。ひざの柔軟性を高めることで、足のむくみやひざの痛みを解消します。

ウサギのポーズ

シャシャンカアーサナ

肩コリ、目の疲れが
すっとラクになる

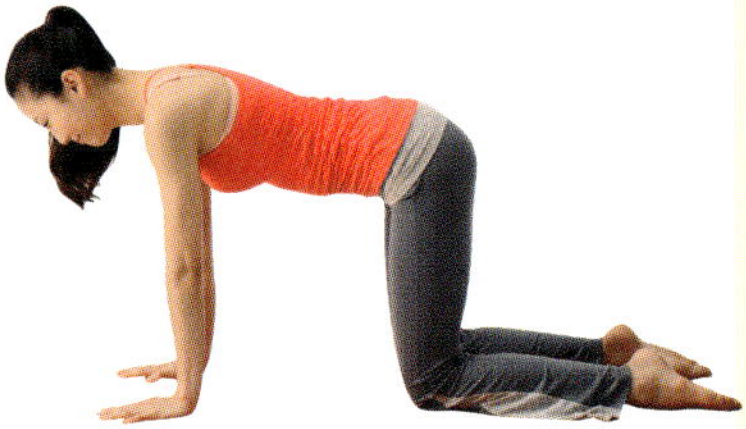

1　よつんばいになります。肩の下に手、骨盤の下にひざがくるように。背骨をニュートラルにして呼吸を整えましょう

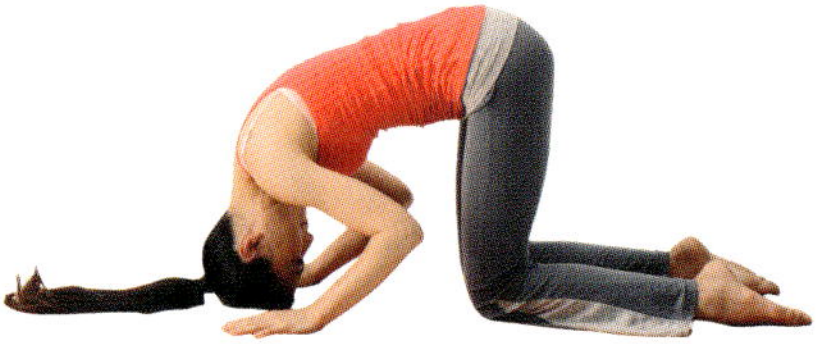

2　息を吐きながら頭を大地へ。前やうしろ、左右に動かし頭頂部のマッサージをしてください

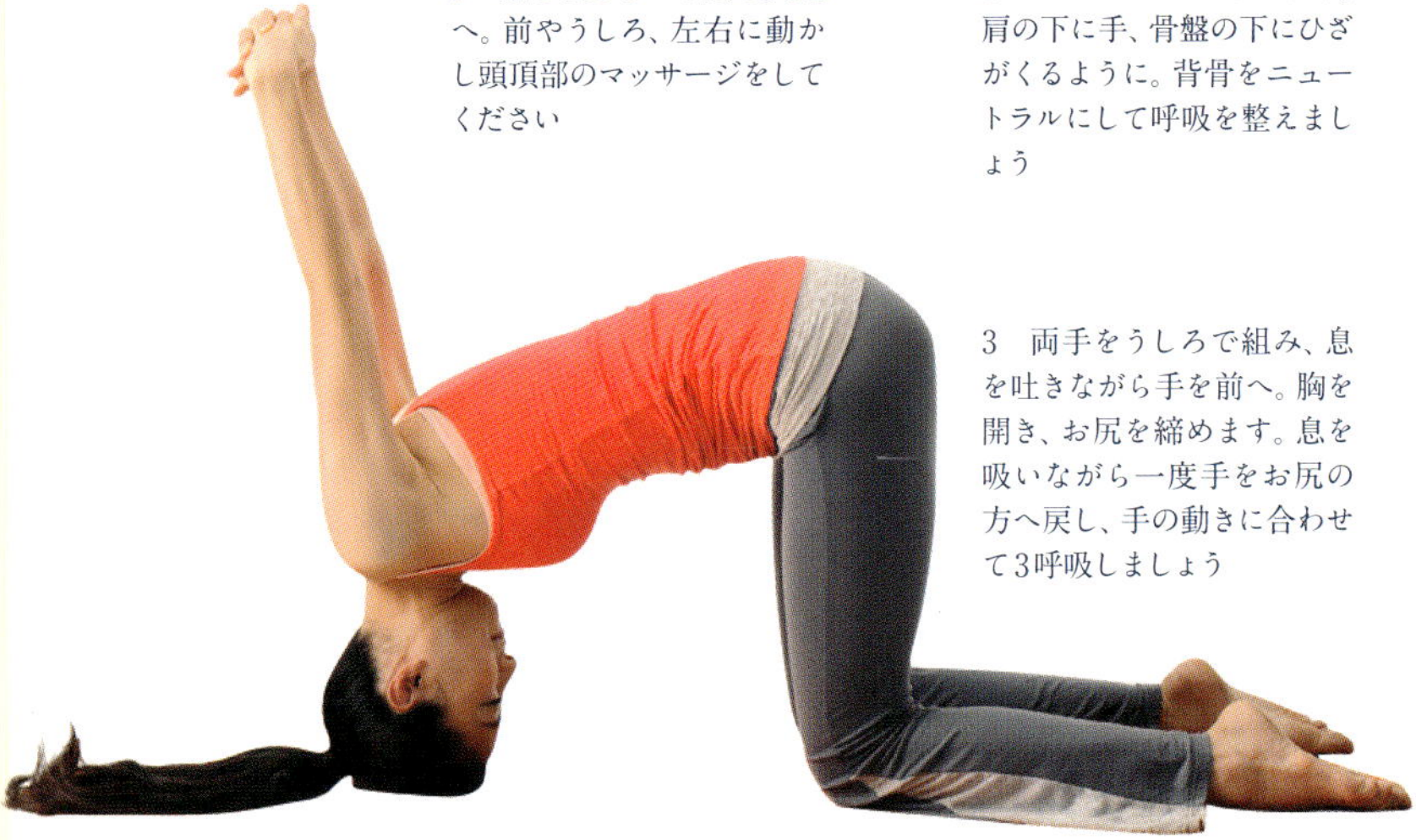

3　両手をうしろで組み、息を吐きながら手を前へ。胸を開き、お尻を締めます。息を吸いながら一度手をお尻の方へ戻し、手の動きに合わせて3呼吸しましょう

効能　頭頂部を刺激し、頭の血行をよくすることで、活性化を促すポーズ。肩コリ、目の疲れがラクになります。

猫牛のポーズ

マルジャーラアーサナ

背中に血をめぐらせて
全身を活性化

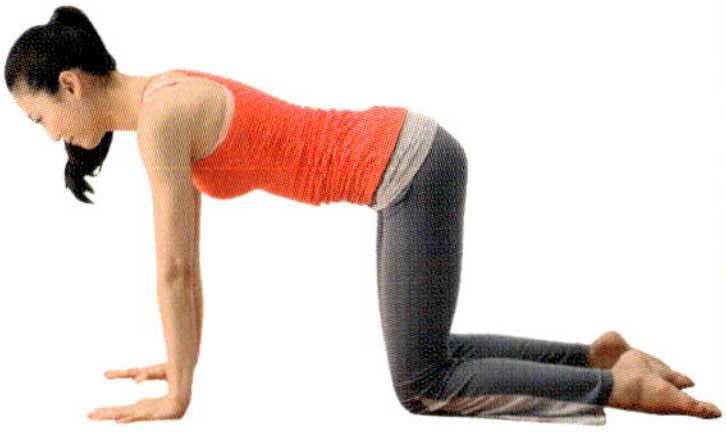

1　よつんばいになりましょう。この状態で息を吐きだします

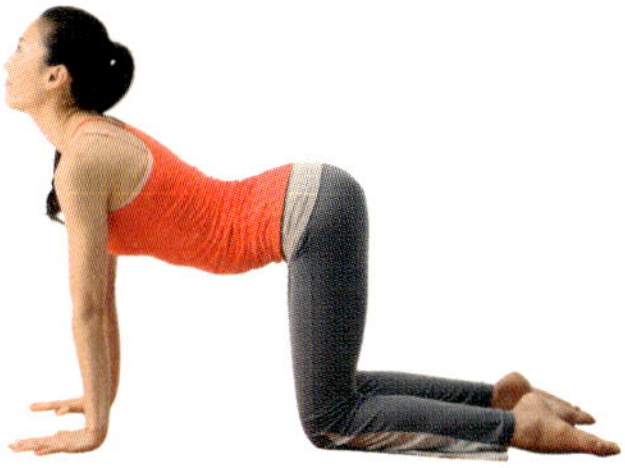

2　息を吸いながら背骨をそらして目線を上に、のどをのばして甲状腺を刺激してはたらきを促します

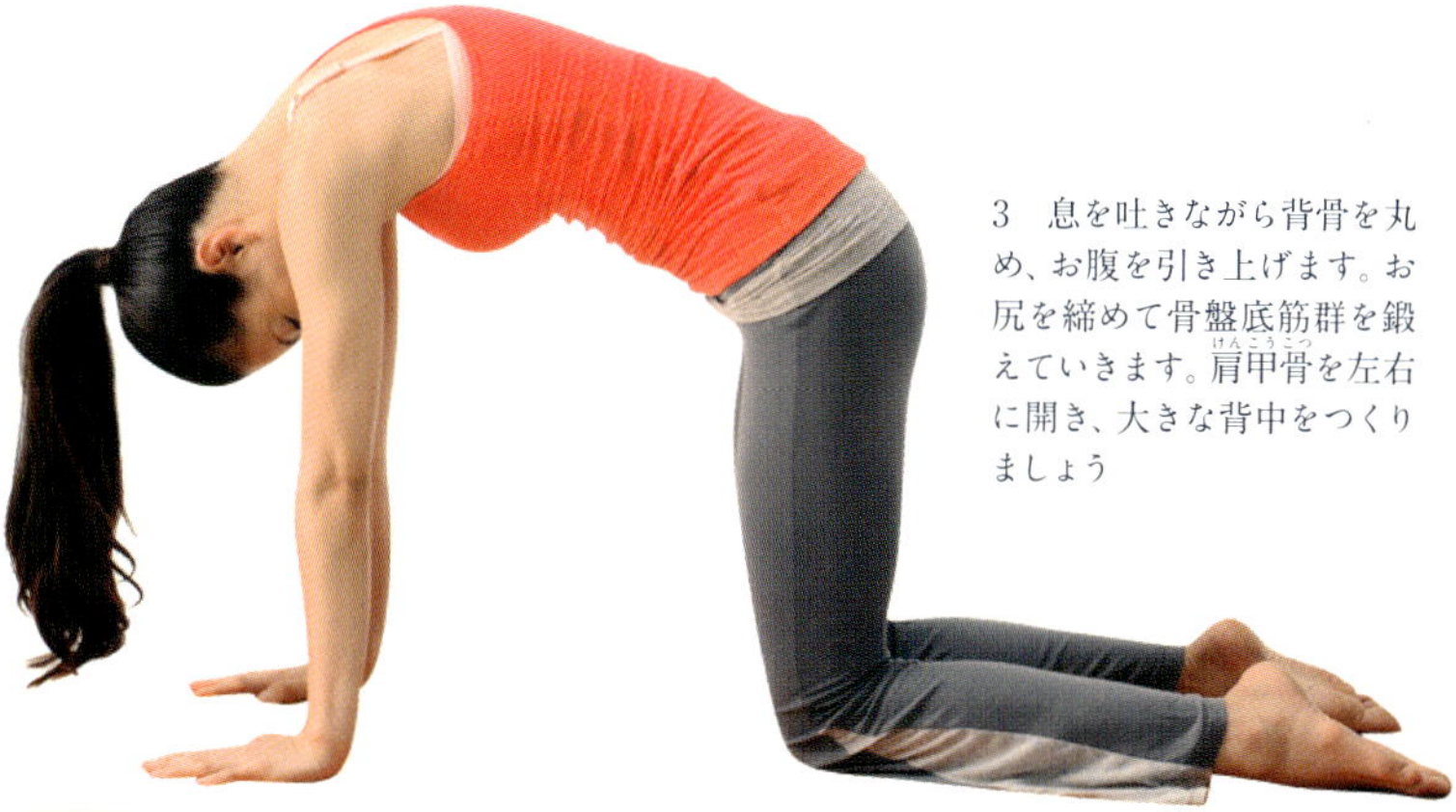

3　息を吐きながら背骨を丸め、お腹を引き上げます。お尻を締めて骨盤底筋群を鍛えていきます。肩甲骨《けんこうこつ》を左右に開き、大きな背中をつくりましょう

効能　背骨をそらす、丸めるの繰り返しで背中の血行をよくするポーズ。自律神経も整います。首やのど、骨盤まわりのはたらきも活性化します。

バッタのポーズ

シャラバアーサナ

消化機能が活発に。
つらい腰痛も和らげる

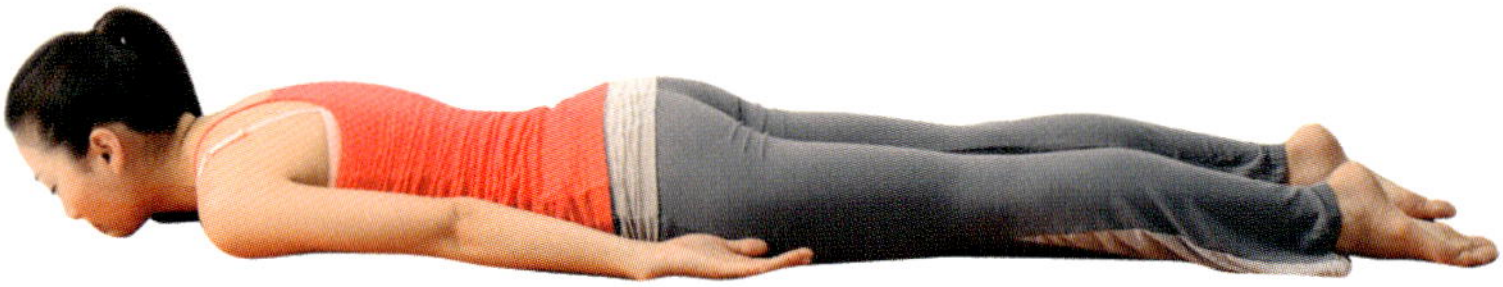

1　うつ伏せになり、足は腰幅に開きます。手の平を上に向け、大きく息を吸います

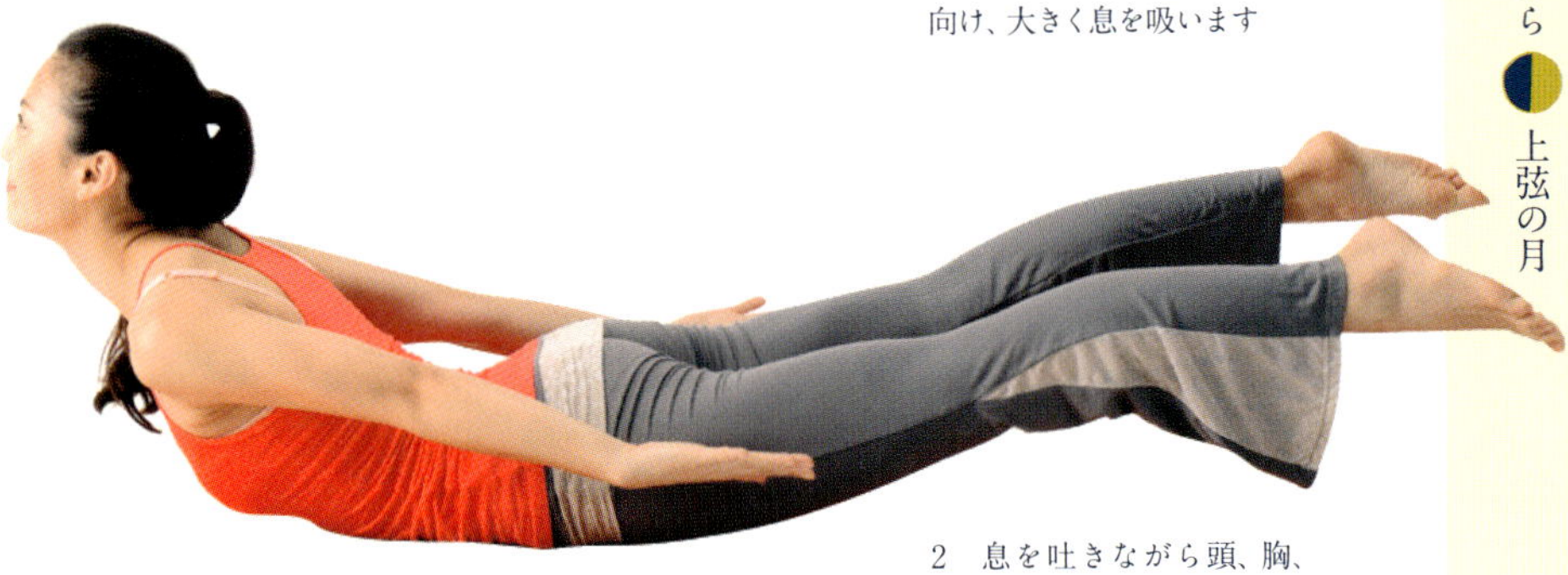

2　息を吐きながら頭、胸、手足を持ち上げていきます。腹部で全身を持ち上げましょう。肩と手をうしろへ引き、お尻、またの内側を締めていきましょう。このまま3呼吸

効能

飛び出すように手足をのばしながら、腹筋と背筋のバランスをとるポーズ。消化機能が活発になり、つらい腰の痛みも和らぎます。

コブラのポーズ

ブジャンガアーサナ

女性ホルモン活性。
さらに心もカラダも開放的に

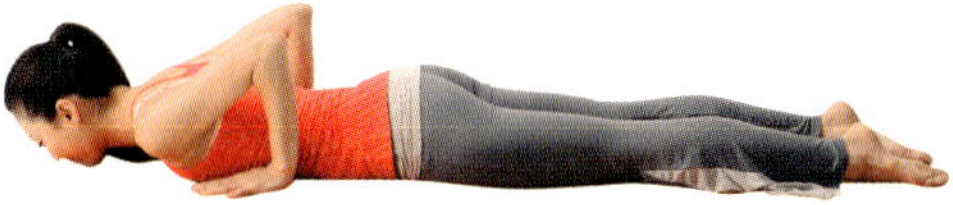

1　うつ伏せになり、手を胸の横におきましょう。脇を締め、ひじをうしろへ、肩も下におろし首を長くします

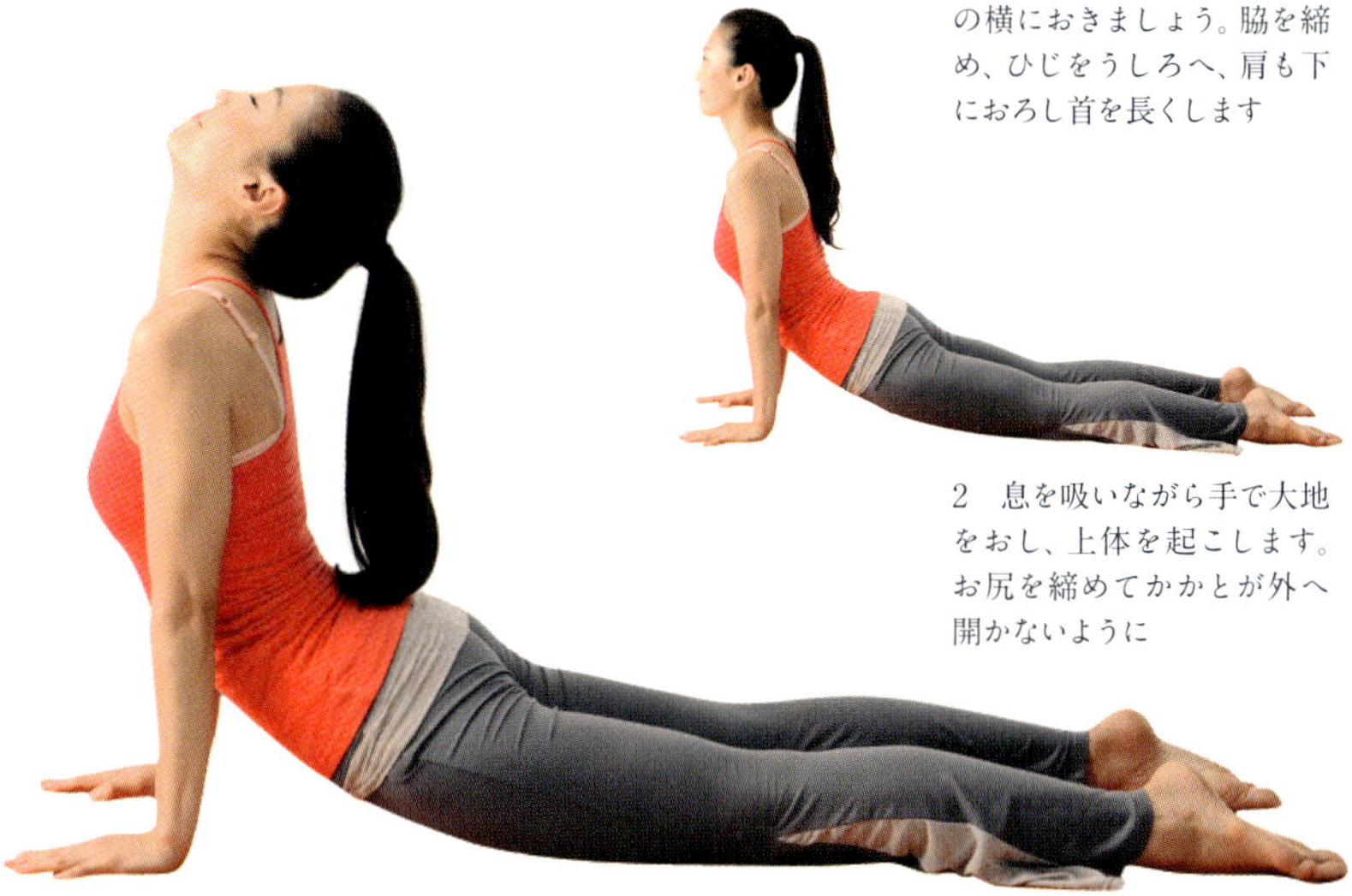

2　息を吸いながら手で大地をおし、上体を起こします。お尻を締めてかかとが外へ開かないように

3　息を吐きながら頭をうしろへ。お尻のあたりを引き締め、またも締めましょう

効能　背中をそらし、お尻を締めることで鼠《そ》蹊《けい》部《ぶ》をのばし、女性性を高めるポーズ。胸を開きながら背骨の調子を整えられるので、心もカラダも開放的に。

山のポーズ

タダアーサナ

自分の内面を見つめ、精神を安定させる

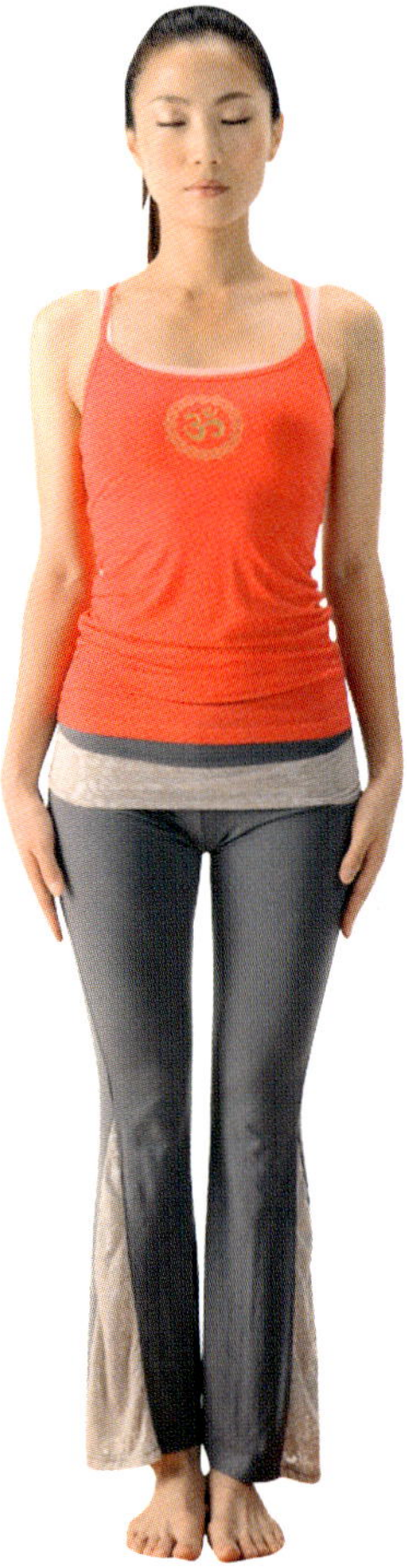

立ちポーズの基本姿勢となります。足の親指をそろえ、重心を内側へ。ひざ、また、お尻を締めて、安定した足元をつくっていきます。吐く息で肩の力を抜き、吸いながら背骨を長くのばし、3呼吸繰り返します。足の裏を大地にしっかりとのばし、大きな山の上に、あなたの大きな心をのせていきましょう

効能

足の裏から大地を感じ、自分の内面を静かに見つめるポーズ。目を閉じることでバランス感覚を高め、軸を感じ、安定した足元をつくります。

三日月のポーズ

アルダチャンドラアーサナ

ウエストを刺激して
女性らしいラインをつくる

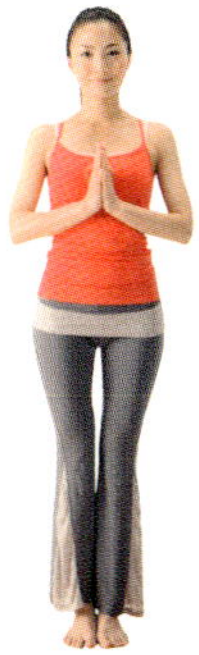

1　山のポーズの基本姿勢から、手を胸の前で合わせます。ひと呼吸し、心を落ちつかせましょう

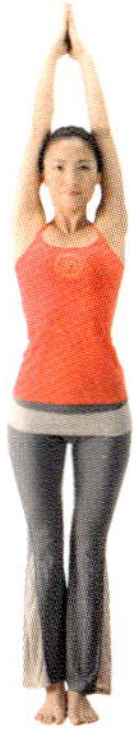

2　息を吸いながら両手を上へ、肩甲骨をおろし、肩の力を抜きましょう。両うでで耳を挟みます。ひじが曲がっても構いません。ムリをしないで背骨をのばして

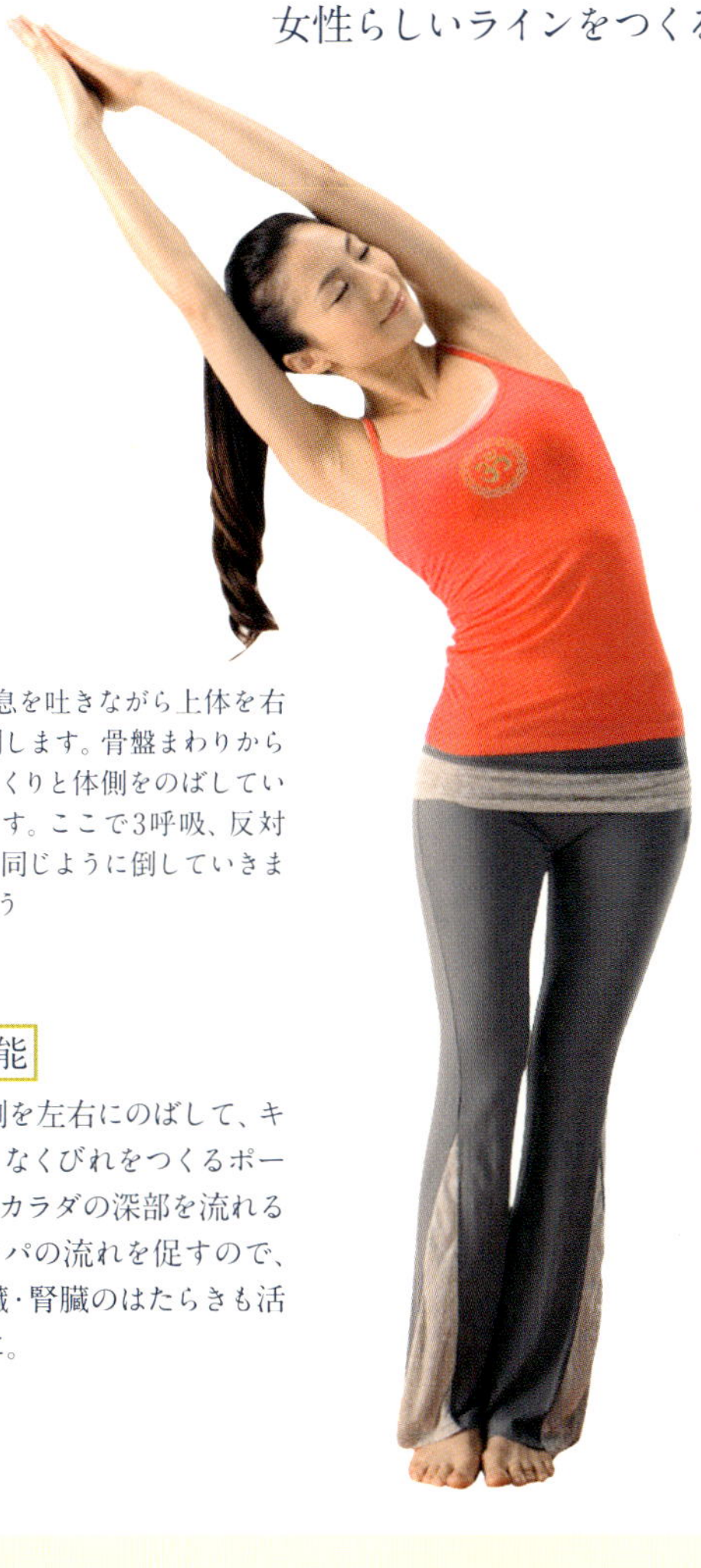

3　息を吐きながら上体を右へ倒します。骨盤まわりからゆっくりと体側をのばしていきます。ここで3呼吸、反対側も同じように倒していきましょう

効能

体側を左右にのばして、キレイなくびれをつくるポーズ。カラダの深部を流れるリンパの流れを促すので、肝臓・腎臓のはたらきも活発に。

アクティブ期

上弦の月から　満月

女性らしさを高めるポーズ

吸収力が高まり、開花の時期。心もカラダも最高の状態です

心とカラダの特徴

月が満ちていくにつれて、心とカラダの吸収力がどんどん高まり、実りを迎える時期です。知識をさらに効率よく身につけて、目標を実行に移すための行動力が高まります。気持ちは高揚し、集中力もアップ。女性的な魅力と幸福感に満ちあふれるので、大好きな人たちと充実した時間を過ごすといいでしょう。

カラダも吸収力が最高潮になり、肌も美しく輝きます。保湿パックなど、いつもよりスペシャルなケアをすると効果も上がります。この時期は、骨盤がゆるんでくるので、その調節がスムーズにいかないと疲れやすくなったり、ストレスが溜まってイライラの原因

に。ほどよくカラダをほぐしてあげてバランスをとることも大切です。また、この時期特有の気持ちの高まりとともに、パートナーとの愛も深めていきましょう。

自然の力を存分に感じながら、自分自身をさらに輝かせていきましょう。

ヨガのポーズの特徴

上弦の月から満月は、気持ちを前向きに導くポーズと、逆に高ぶる気持ちをほどよく落ちつかせるポーズとをバランスよくおこないます。

大きくカラダをのばしたりそらしたりしながら、カラダの吸収力をさらに高め、月が満ちていくエネルギーを取りこみ、心を盛り上げていきます。足元はしっかりと固め、上半身はゆったりとしなやかに。気分が上がり過ぎるときは、肩の力を抜くポーズで、心とカラダを落ちつかせていきます。

アクティブ期

この時期の過ごし方

上弦の月から満月

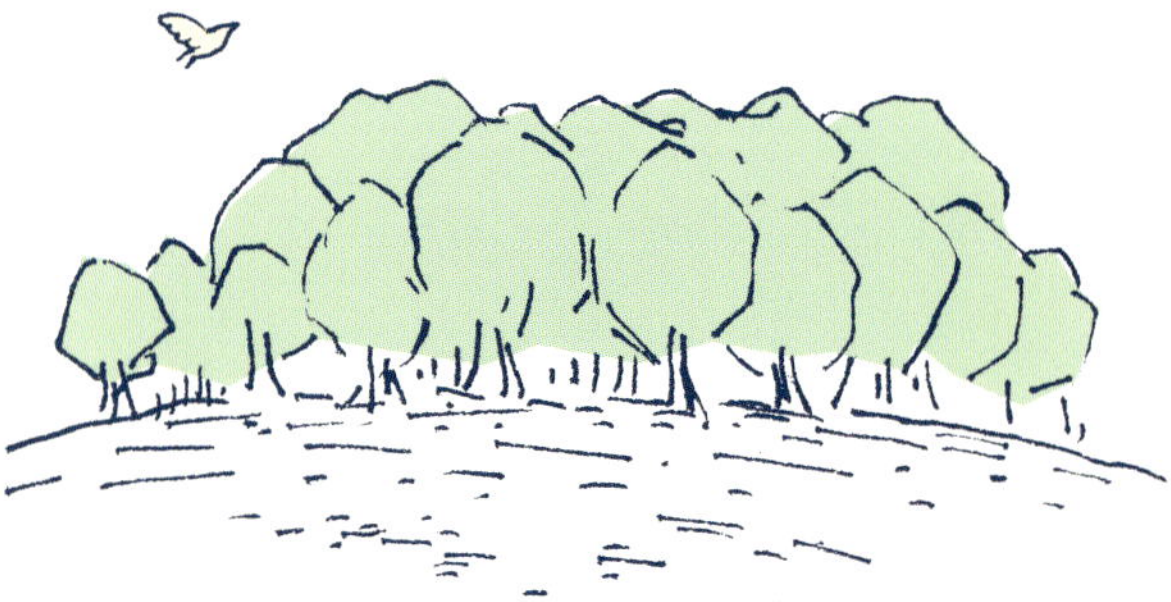

木々の緑や花に触れて
自然の力を感じ、深呼吸
をして、おいしい気を取
りいれましょう

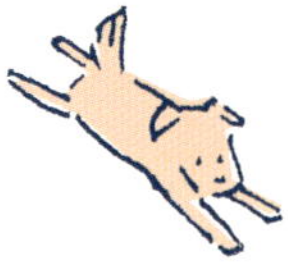

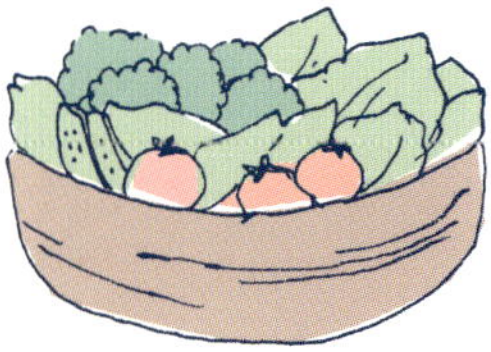

カラダの吸収力が最高
潮の時期。オーガニック
の食べ物を摂ることを
心がけましょう

気分の高まりに合わせ
て、好きな人と一緒に過
ごす時間を多くとって。
ドキドキ系の映画がお
すすめです

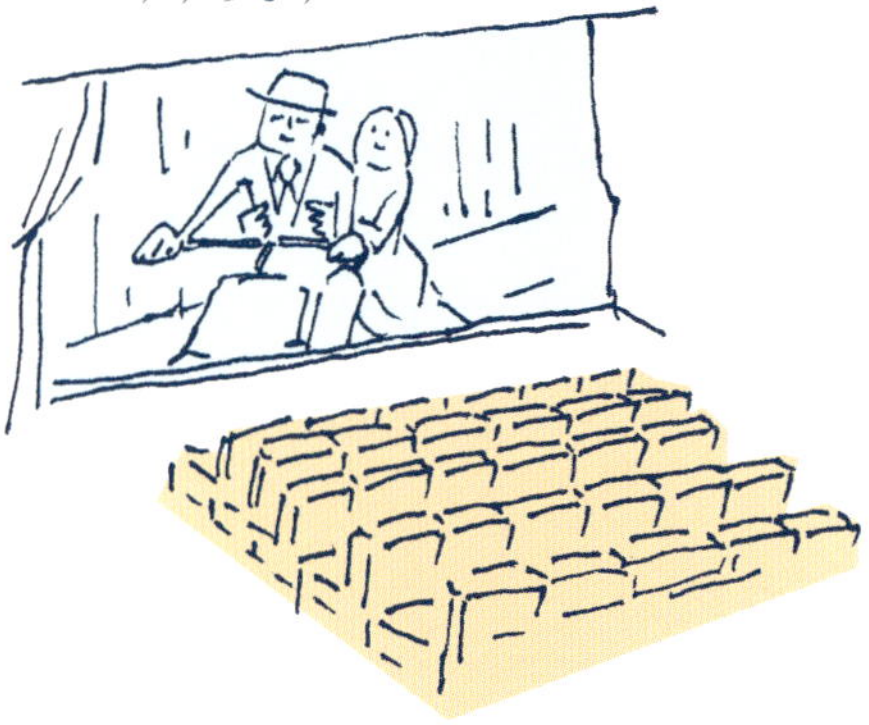

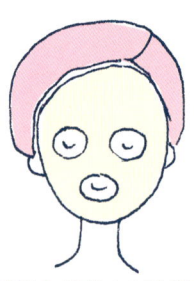

吸収力が高まる時期な
ので、保湿パックなどの
スペシャルなケアで、肌
に潤いを与えると効果
的です

舟のポーズ

ナヴァアーサナ

お腹を引き締め、背骨を強化。顔色もバラ色に

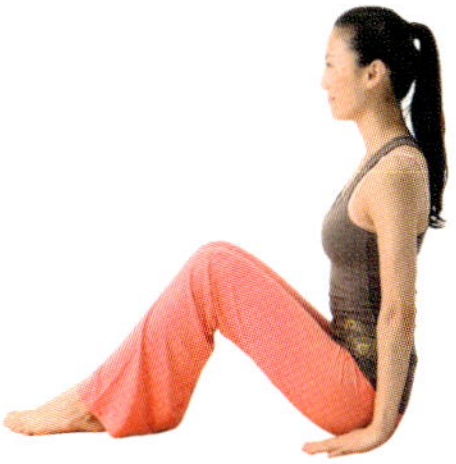

1　背骨をのばして座り、お尻を引いて骨盤を安定させます。手はお尻の横へおき、呼吸を整えましょう

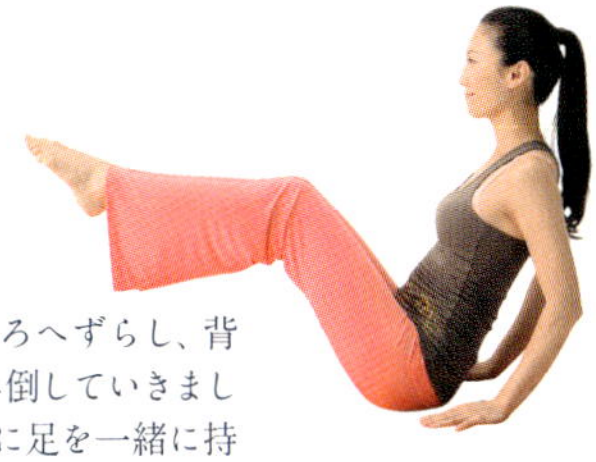

2　手をうしろへずらし、背骨をうしろへ倒していきましょう。その時に足を一緒に持ち上げて大地と平行に

3　両手も持ち上げ骨盤を安定させて3呼吸。背骨をのばし、お腹に力を入れて腰が丸まらないようにしましょう

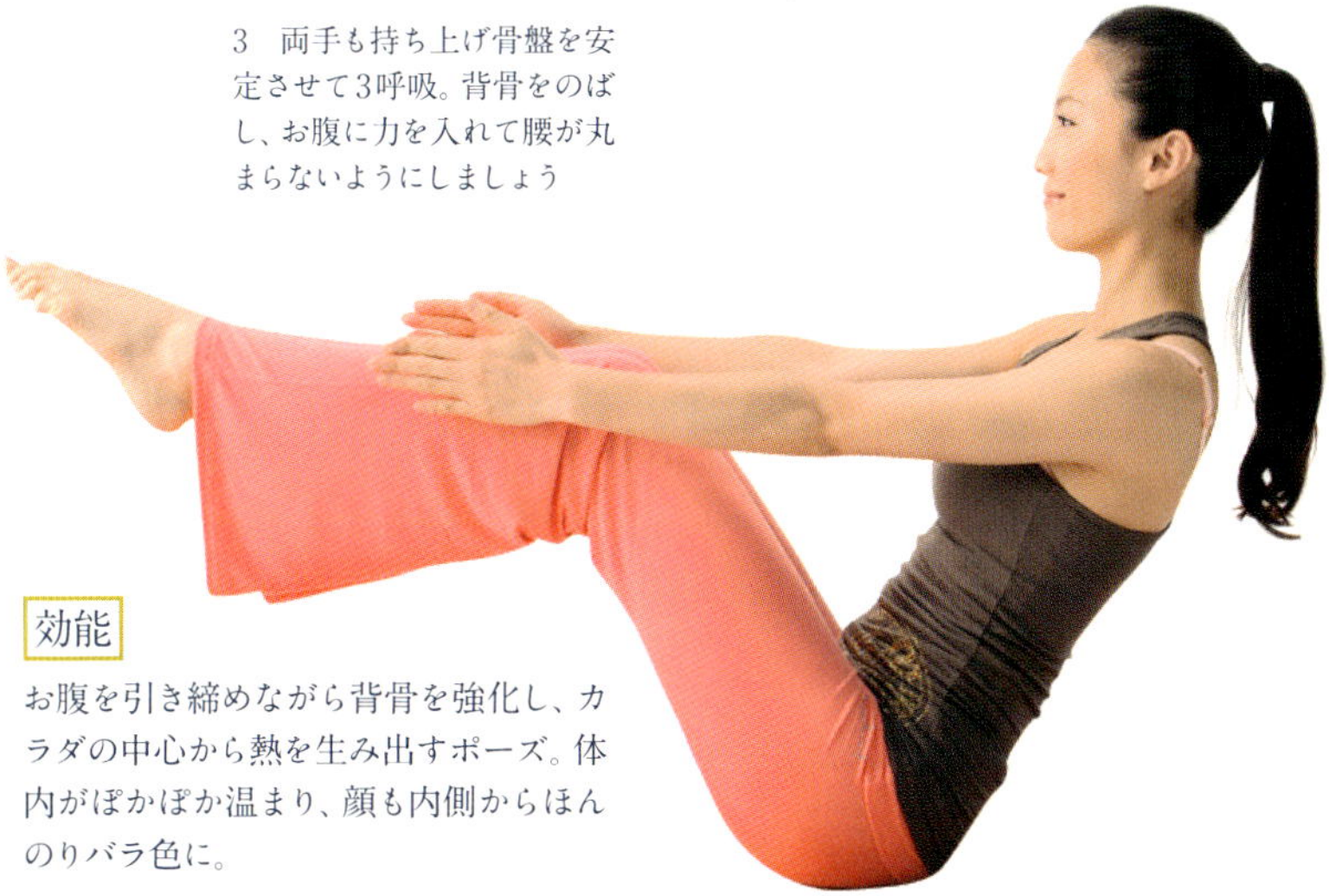

効能

お腹を引き締めながら背骨を強化し、カラダの中心から熱を生み出すポーズ。体内がぽかぽか温まり、顔も内側からほんのりバラ色に。

座って足を開いた前屈のポーズ

ウパヴィシュタコナアーサナ

下半身のむくみを解消

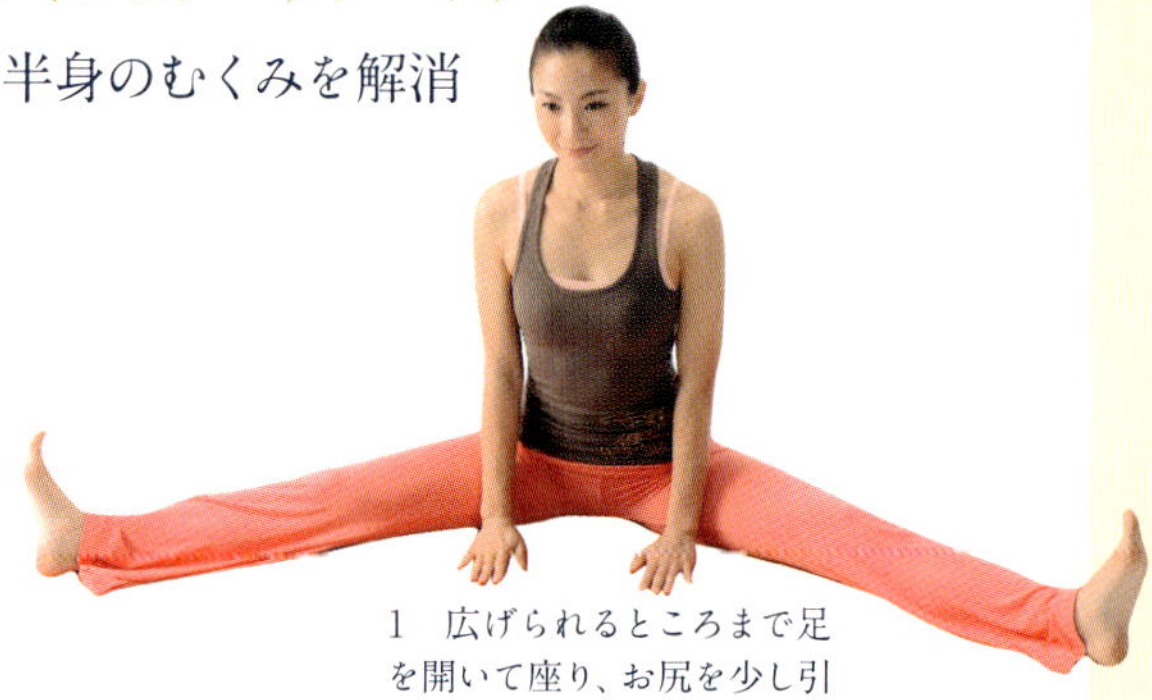

1　広げられるところまで足を開いて座り、お尻を少し引いて骨盤を起こします。息を吸って背骨をのばし、かかとを前へ押し出します

2　息を吐きながらお腹、股関節から前屈していきます。肩の力は抜いて背骨を長くのばしながら手を前へ歩かせましょう

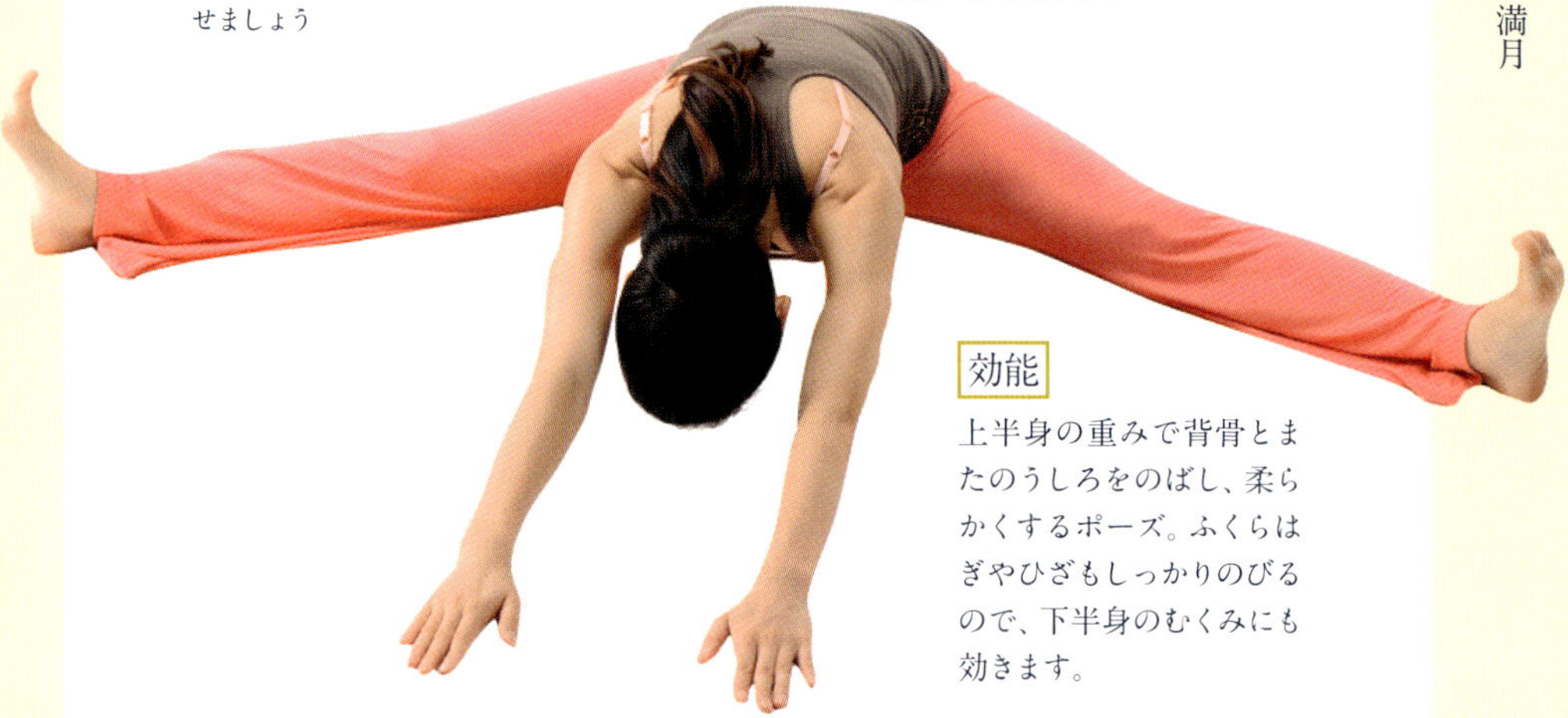

効能

上半身の重みで背骨とまたのうしろをのばし、柔らかくするポーズ。ふくらはぎやひざもしっかりのびるので、下半身のむくみにも効きます。

らくだのポーズ

ウシュトラアーサナ

猫背を解消し、すらりとしたボディに

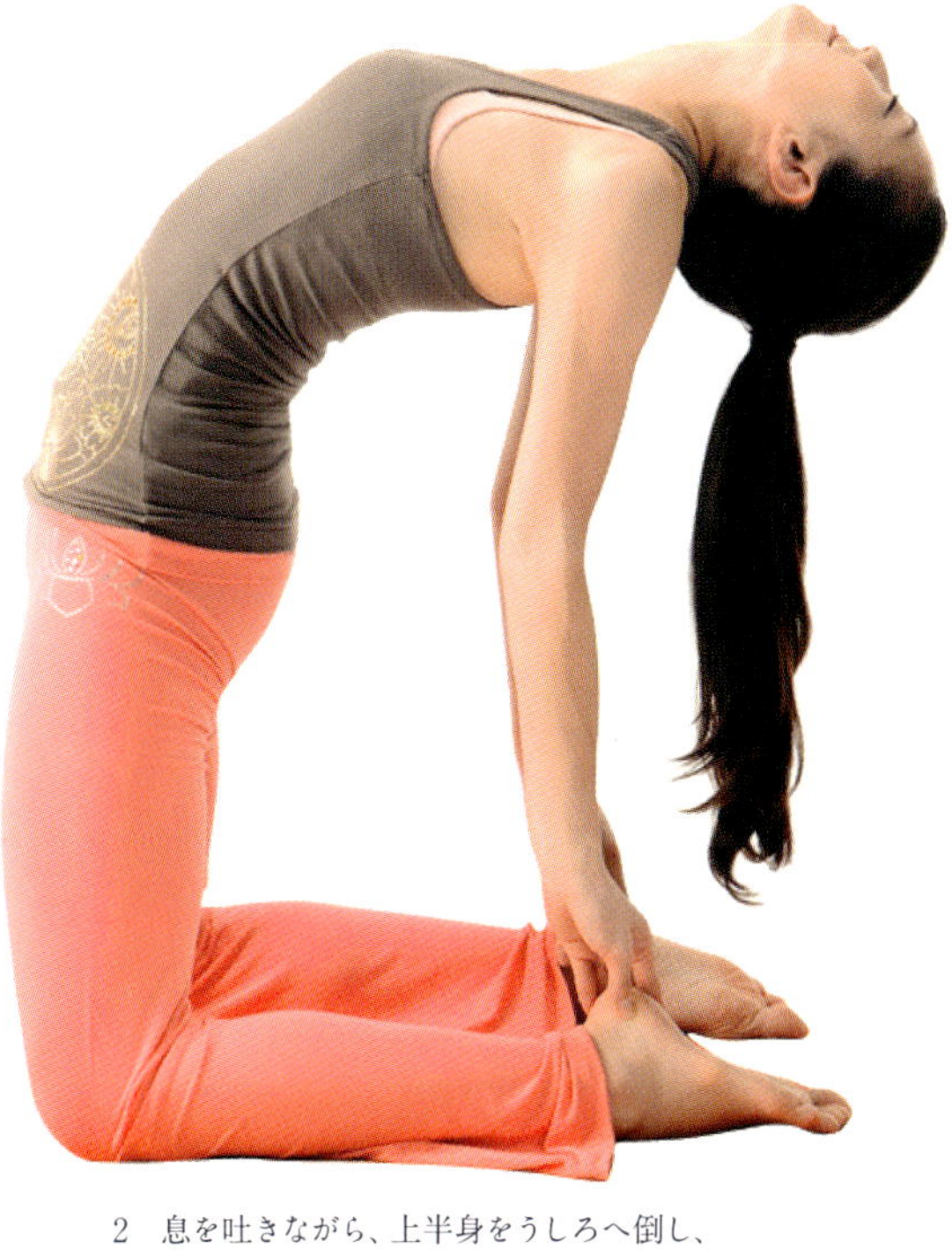

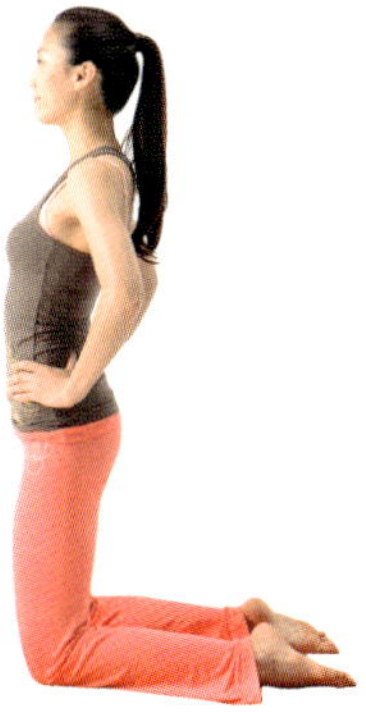

効能

骨盤を安定させながら、のどや胸、背中をそらすポーズ。背中をしっかりとのばし、肩をうしろへ引き、胸を開くことで、猫背も改善していきます。

2　息を吐きながら、上半身をうしろへ倒し、かかとに手をおいて3呼吸。胸、のどを開き、肩甲骨を中心へよせていきましょう。腰に手を当てたまま少しそる形でも構いません

1　ひざ立ちになり、足は腰幅に開きます。息を吸いながらお尻を締め、胸を開いて背骨を長くのばしましょう

下を向いた犬のポーズ

アドムカシュヴァアーサナ

足首がきゅっと締まり
美脚をつくる

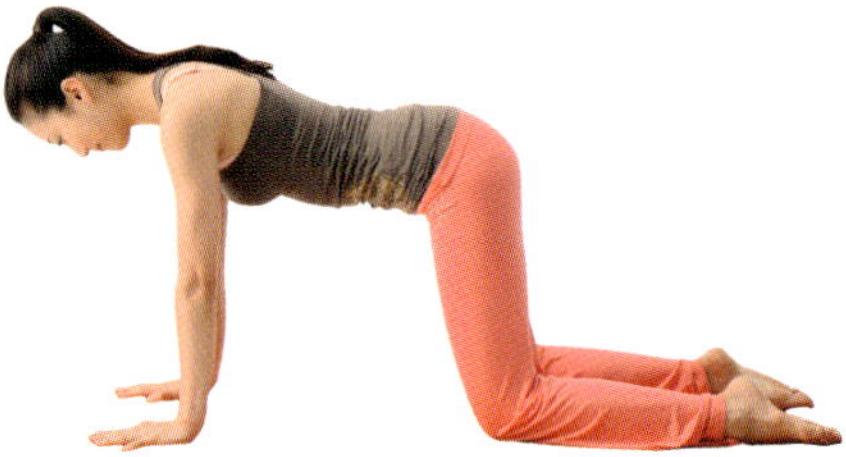

1　よつんばいになり、人差し指はまっすぐ前にのばし、手の平で大地を感じます

2　息を吐きながら、お尻を引き上げまたの内側を締め、そのまま3呼吸。両腕の外側を引き締め、上半身をうしろへ引いて体重を足元へ。カラダの背面をのばしましょう

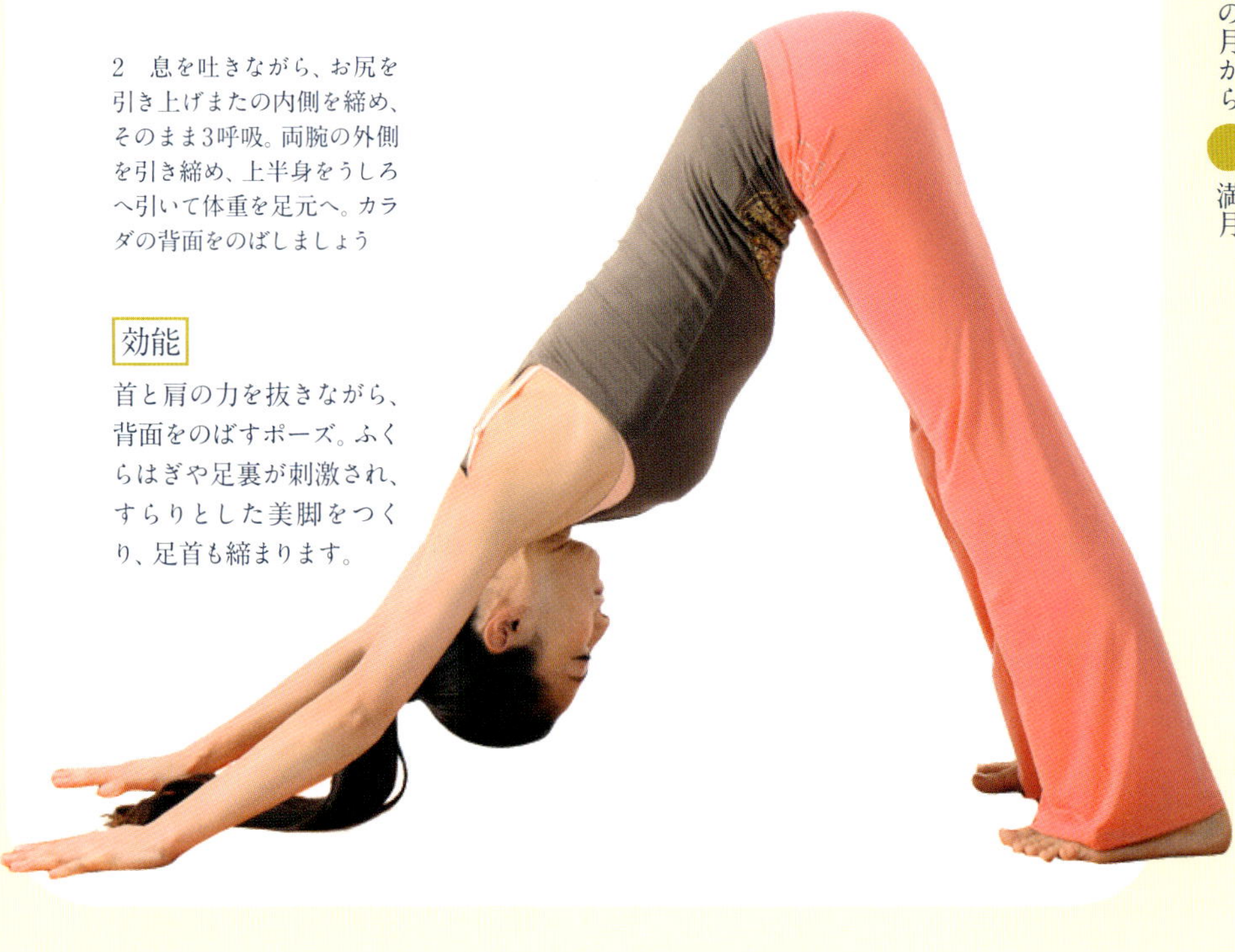

効能

首と肩の力を抜きながら、背面をのばすポーズ。ふくらはぎや足裏が刺激され、すらりとした美脚をつくり、足首も締まります。

上弦の月から
満月

戦士のポーズ❶

ヴィラバドラアーサナ

美尻をつくり
気分も晴れやかに

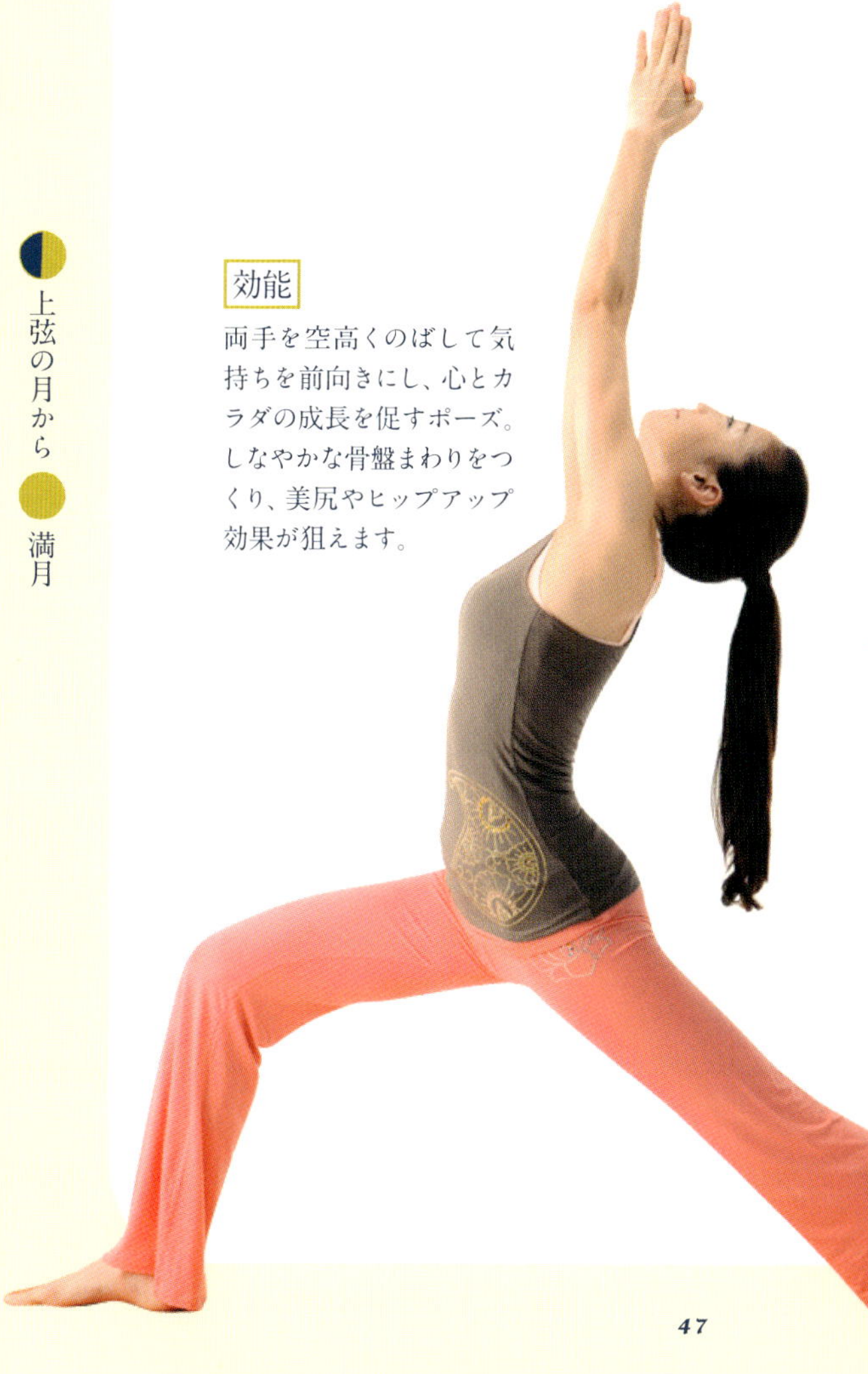

効能

両手を空高くのばして気持ちを前向きにし、心とカラダの成長を促すポーズ。しなやかな骨盤まわりをつくり、美尻やヒップアップ効果が狙えます。

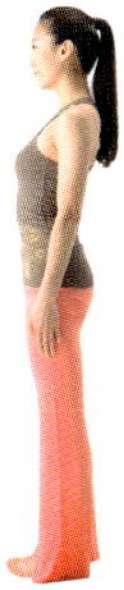

1　山のポーズ(38ページ)になり、呼吸を整えます

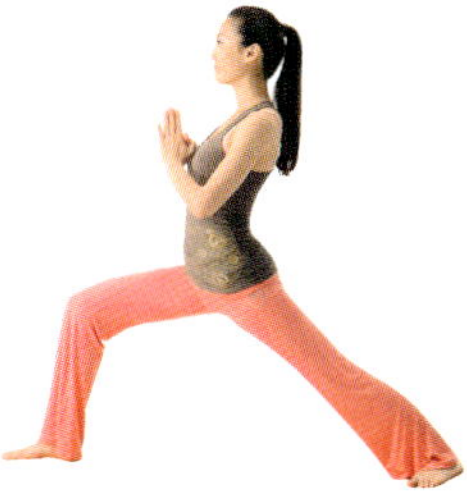

2　息を吐きながら左足を大きく1歩引き、うしろ足は指先を外へ開きます。骨盤は正面のまま右ひざを曲げ、両手を胸の前に

3　息を吸いながら両手を空高くのばしていきます。ここで3呼吸。肩甲骨を下げ、胸を開くことで呼吸をしやすくしていきます。足を入れ替えて反対側もおこないましょう

戦士のポーズ❷

ヴィラバドラアーサナ

ぽっこり下腹が引き締まる

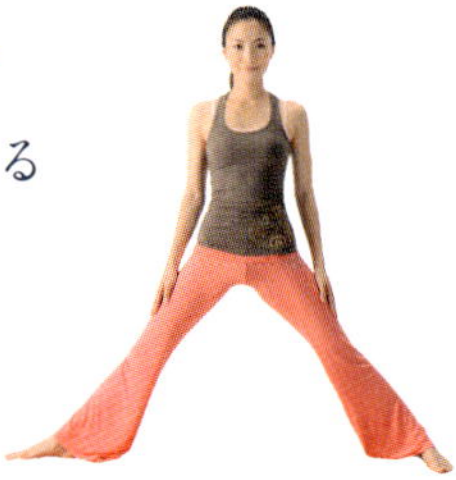

1　足を肩幅の倍くらいに開き、右の足先は外へ90度開きます。かかとのラインは一直線上にしましょう

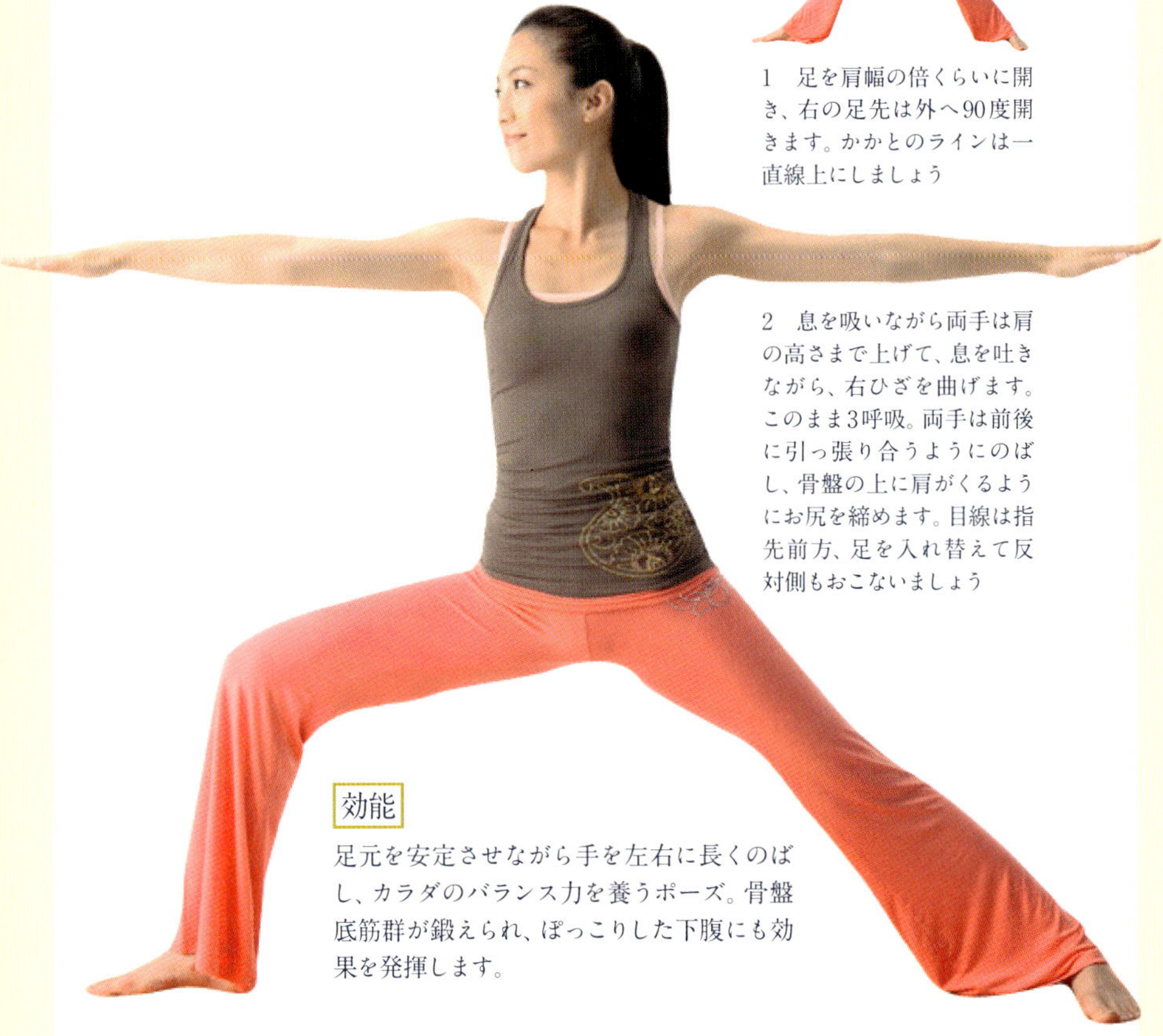

2　息を吸いながら両手は肩の高さまで上げて、息を吐きながら、右ひざを曲げます。このまま3呼吸。両手は前後に引っ張り合うようにのばし、骨盤の上に肩がくるようにお尻を締めます。目線は指先前方、足を入れ替えて反対側もおこないましょう

効能

足元を安定させながら手を左右に長くのばし、カラダのバランス力を養うポーズ。骨盤底筋群が鍛えられ、ぽっこりした下腹にも効果を発揮します。

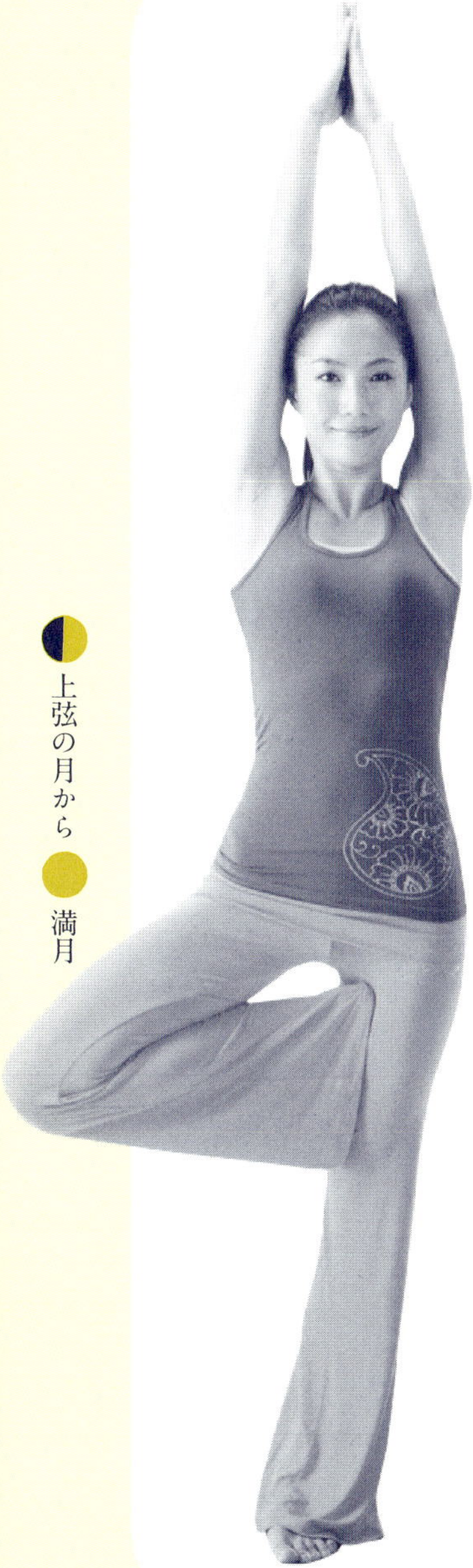

木のポーズ

ヴリクシャアーサナ

集中力が高まり、ヒップアップ効果も抜群

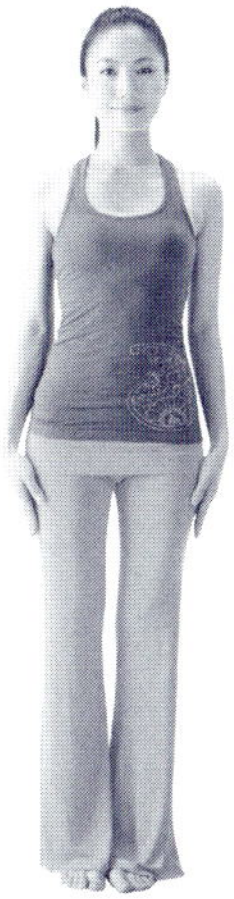

1　山のポーズ（38ページ）で立ちます。呼吸を整え自分の中心を感じましょう

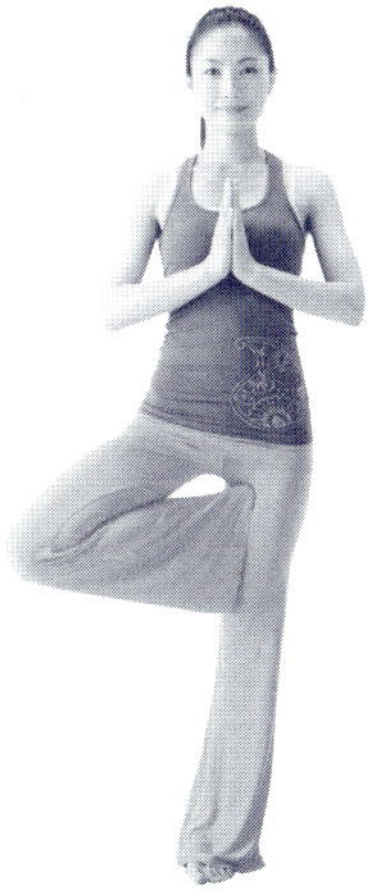

2　両手を使って右足を持ち上げます。その後、手は胸の前で合わせます

3　息を吸いながら、空高く両手をのばしていきます。このまま3呼吸。足裏は大地に根を張るように、お尻を締めて骨盤を安定させていきます。肩甲骨はおろし、肩の力を抜きましょう。足を入れ替えて反対側もおこないます

効能

片足で立ち、集中力を高めながら心とカラダのバランスをとるポーズ。お尻を締めることで土台の安定感ができ、ヒップアップ効果も抜群です。

デトックス期

満月から下弦の月

浄化力を高めるポーズ

ピークを過ぎて、がんばった心とカラダを少しずつ癒す時期

心とカラダの特徴

満月を過ぎると、緊張や気持ちの高揚から解放されて、落ちついた気分を取り戻していきます。がんばった自分にお疲れ様と感謝して、静かな時間を過ごすことで、疲れた心が癒されていきます。

また、物事を整理していく時期ですので、身のまわりを片付け、処分するのにもいいタイミングです。カラダも月経を迎えて、溜まった老廃物を排泄し、子宮の掃除をしてくれます。心もカラダもリセットされ、新しい生命を受けいれる準備をはじめます。

また、自分の状態を今一度見直し、メンテナンスをはじめるのに最適な時期でもありま

す。

発汗、デトックス作用のある温泉に入ったり、角質や毛穴のケアなど、肌の表面からも、余分なものを掃除していくといいでしょう。

ヨガのポーズの特徴

満月から下弦の月は、がんばったカラダを少しずつゆるめ、緊張をほぐすポーズを中心におこなっていきます。

胸、肩の力を抜き、手足を動かすことで、心も一緒に開放されていきます。リラックスしながら、深く呼吸をすることを心がけてください。

滞りがちなリンパの流れや血のめぐりをよくするため、背骨からつながっている頭蓋骨、骨盤を開き、ゆるめるポーズも積極的に取りいれていきます。

デトックス期

この時期の過ごし方

満月から下弦の月

海や川辺を散歩して、心とカラダの浄化力をアップさせましょう

新月に書いた願いごとを見直して、この2週間を振り返りましょう

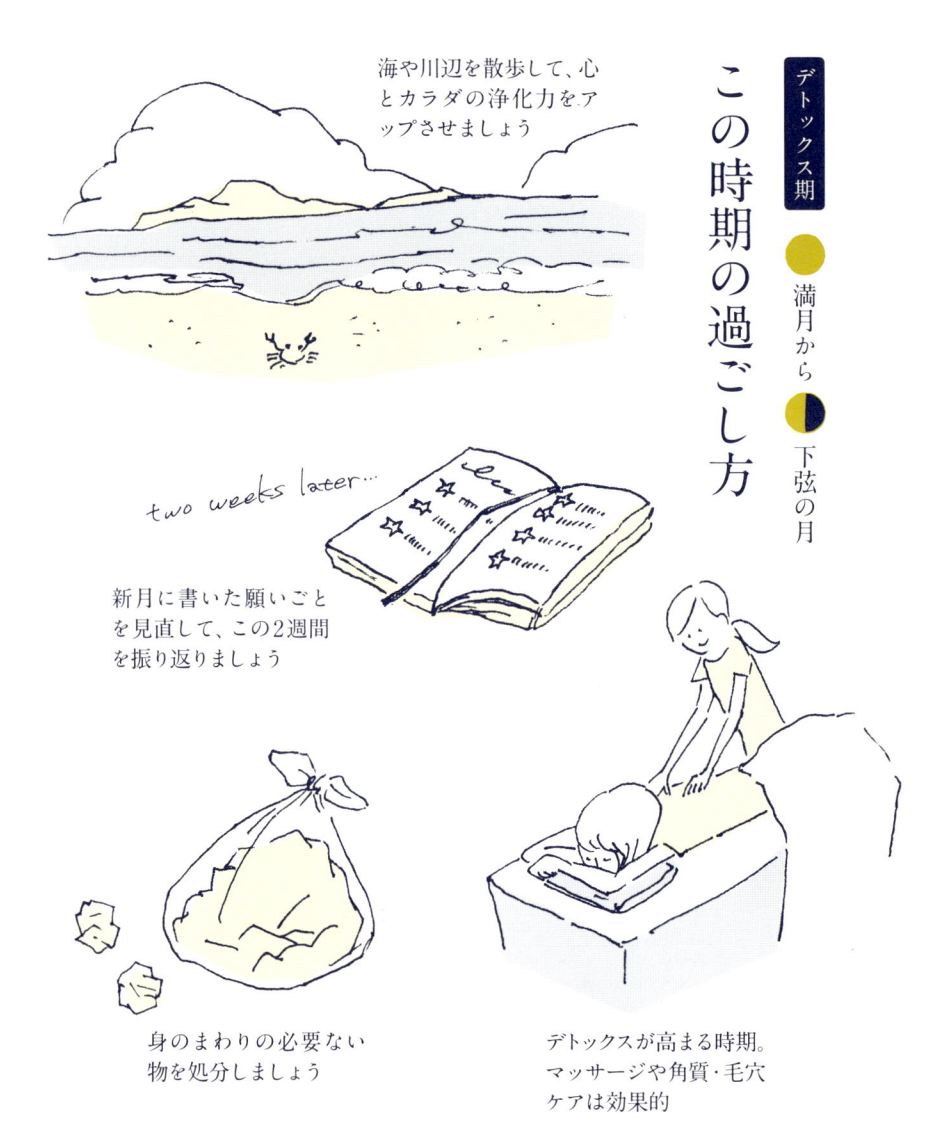

身のまわりの必要ない物を処分しましょう

デトックスが高まる時期。マッサージや角質・毛穴ケアは効果的

三角のポーズ

トリコナアーサナ

ウエストのくびれをつくり しなやかボディに

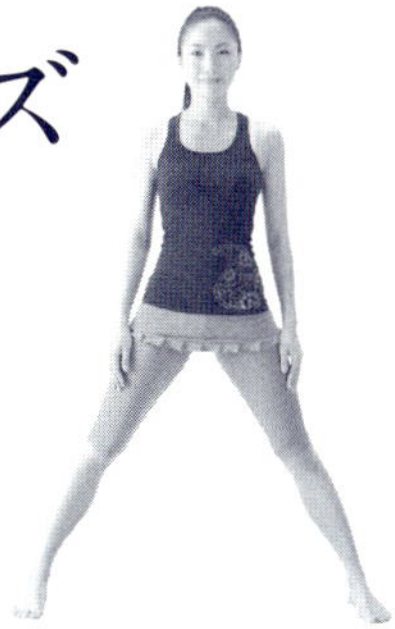

1　足を肩幅の倍くらいに開きます。恥骨を上に引き上げるようにお尻を締めましょう

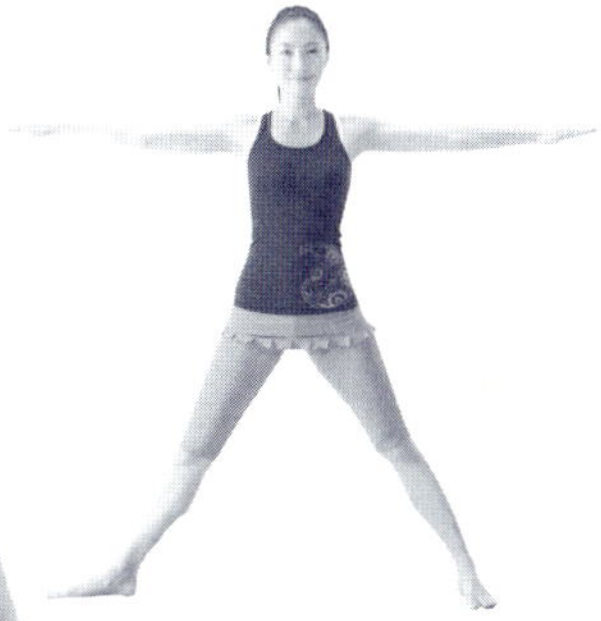

2　息を吸いながら両手を肩の高さへ上げ、右足先を90°外へ開きましょう

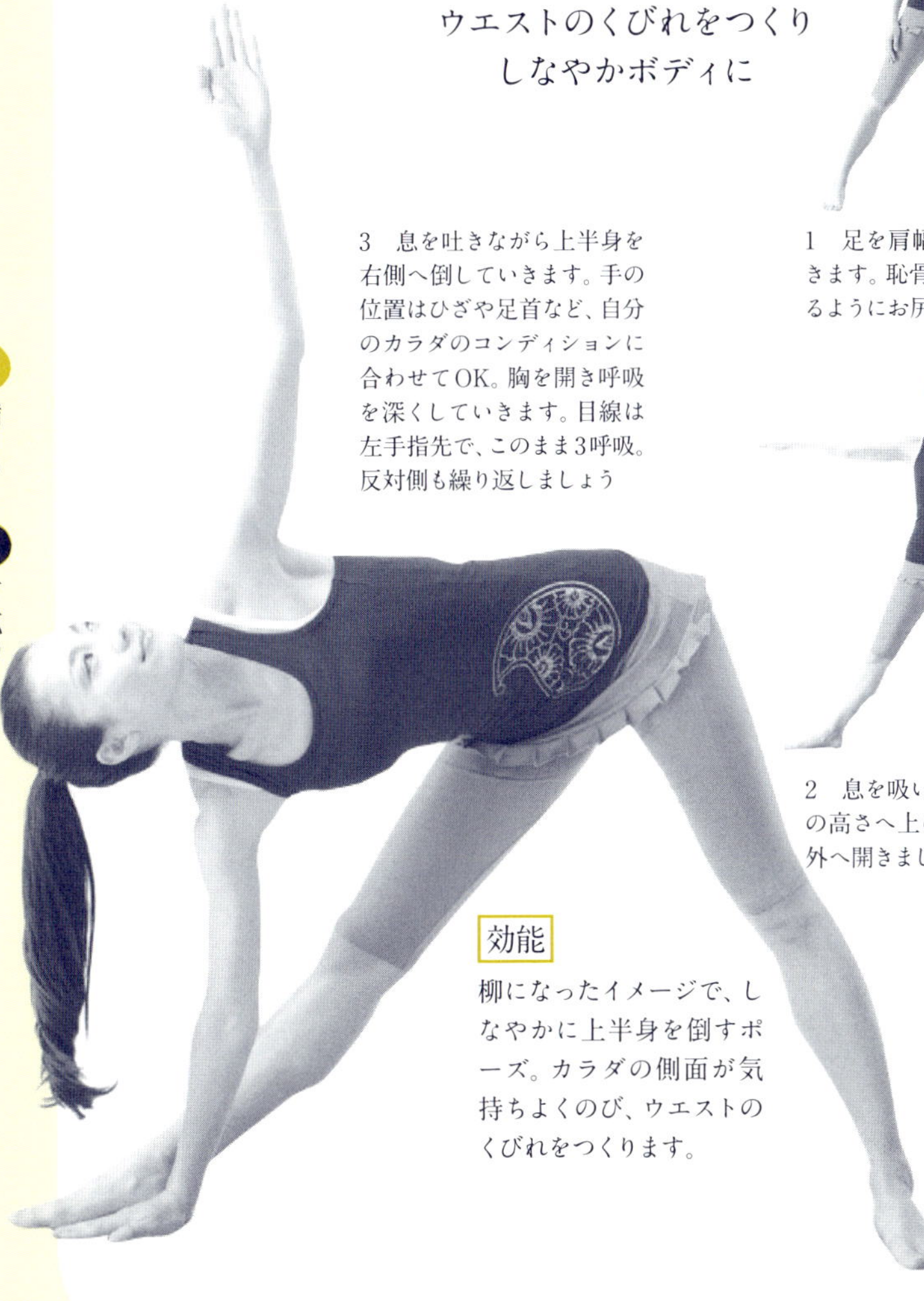

3　息を吐きながら上半身を右側へ倒していきます。手の位置はひざや足首など、自分のカラダのコンディションに合わせてOK。胸を開き呼吸を深くしていきます。目線は左手指先で、このまま3呼吸。反対側も繰り返しましょう

効能

柳になったイメージで、しなやかに上半身を倒すポーズ。カラダの側面が気持ちよくのび、ウエストのくびれをつくります。

立って足を開いた前屈のポーズ

プラサリータパドッタナアーサナ

頭に血がめぐり
気分すっきり

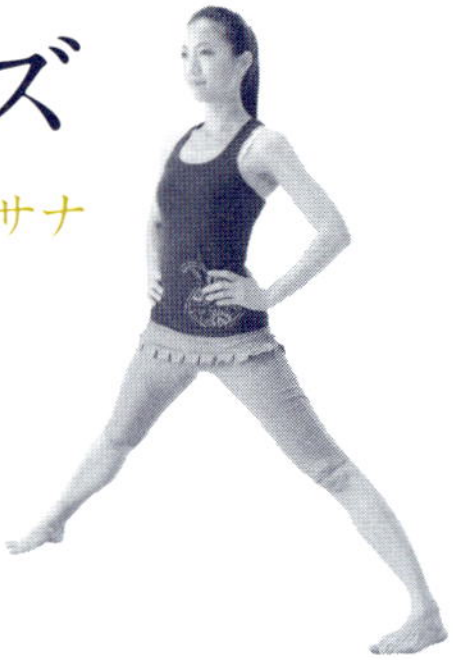

効能

股関節から上を前に倒し、背骨を長くのばすポーズ。血が頭にめぐって頭痛を改善。心臓を下におろすことで気持ちも落ちついてきます。

1　足を肩幅の倍くらいに開きます。親指を少し内側に向け、小指側が平行になるように。息を吸いながら胸を持ち上げ背骨をのばします

2　息を吐きながら股関節から前へ。両手を大地におろし背骨を長くのばします。ここで3呼吸。可能であれば頭を大地の上に、少しずつ近づけていきましょう

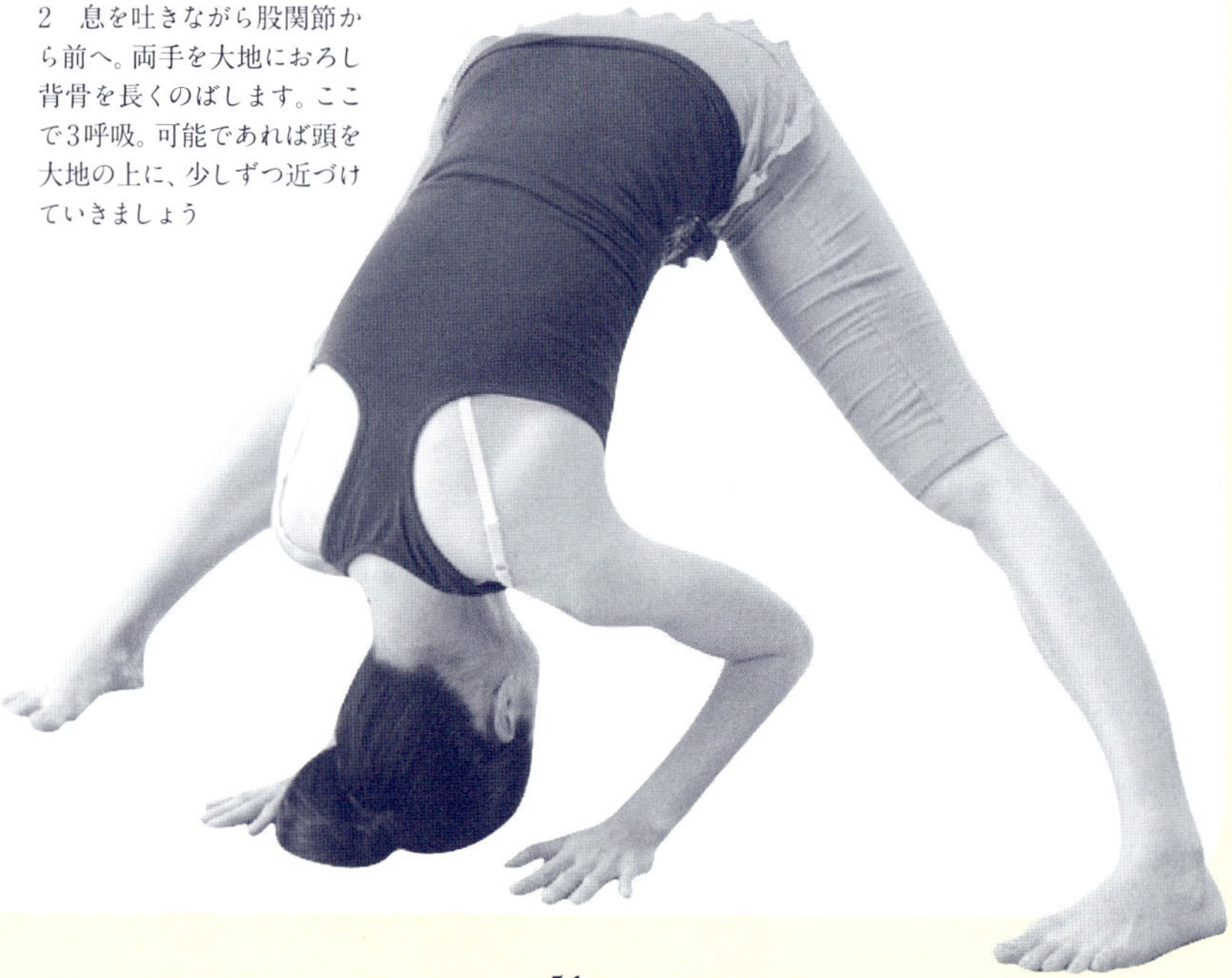

満月から
下弦の月

ガッセキのポーズ

バッタコナアーサナ

老廃物を流し
生理痛を緩和

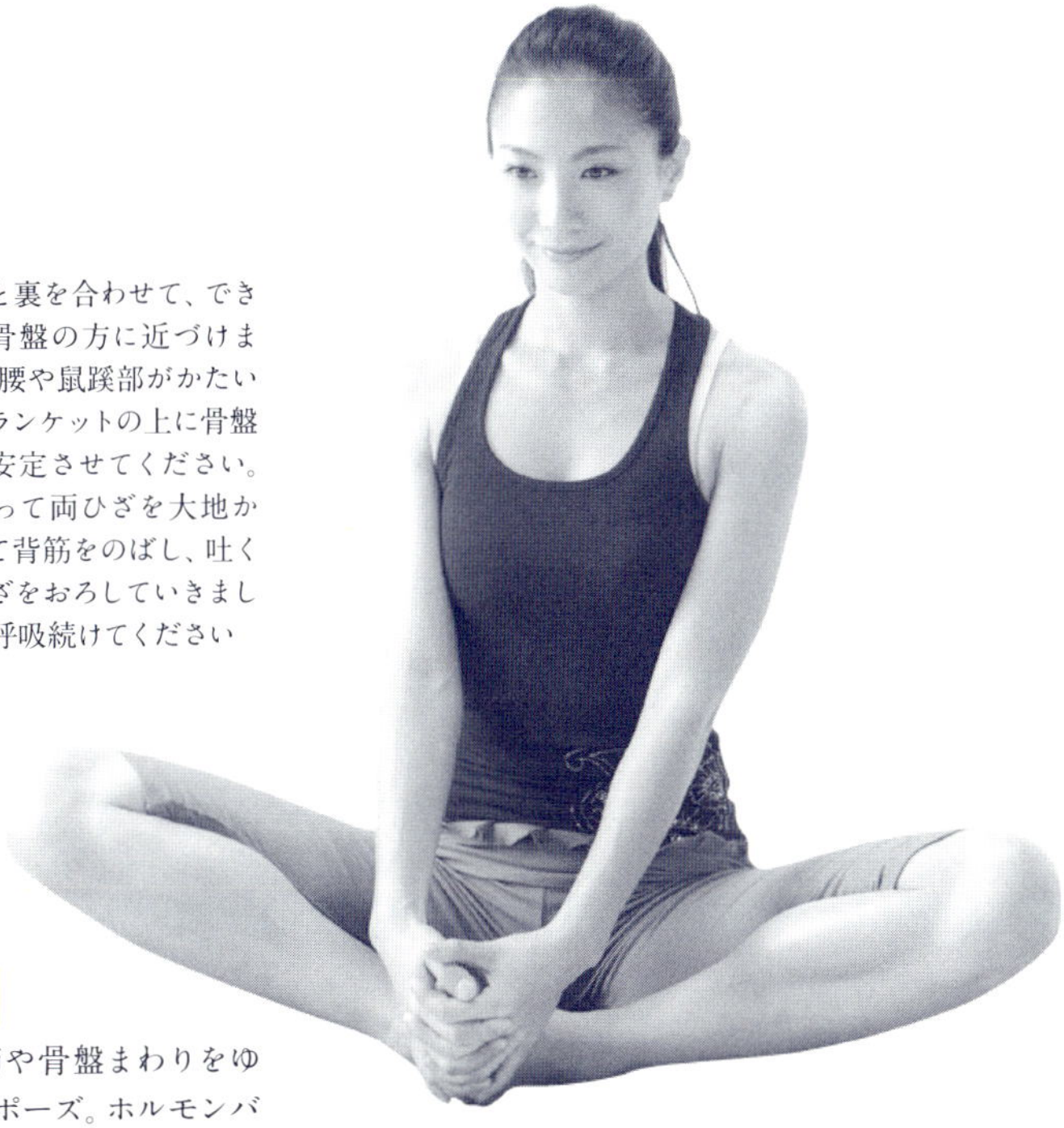

足の裏と裏を合わせて、できるだけ骨盤の方に近づけましょう。腰や鼠蹊部がかたい方はブランケットの上に骨盤をのせ安定させてください。息を吸って両ひざを大地から離して背筋をのばし、吐く息でひざをおろしていきましょう。3呼吸続けてください

効能

股関節や骨盤まわりをゆるめるポーズ。ホルモンバランスを整え、生理痛を緩和させる効果があります。

寝転んだ
ガッセキのポーズ

スプタバッタコナアーサナ

全身に血液をめぐらせ
むくみ解消

前ページのガッセキのポーズをとったら、足裏を合わせたまま寝転びます。手をうしろへ歩かせながら、背骨を優しく寝かせましょう。両手を上にのばし、このまま3呼吸。肩、骨盤の力《りき》みを吐く息で解放していきましょう

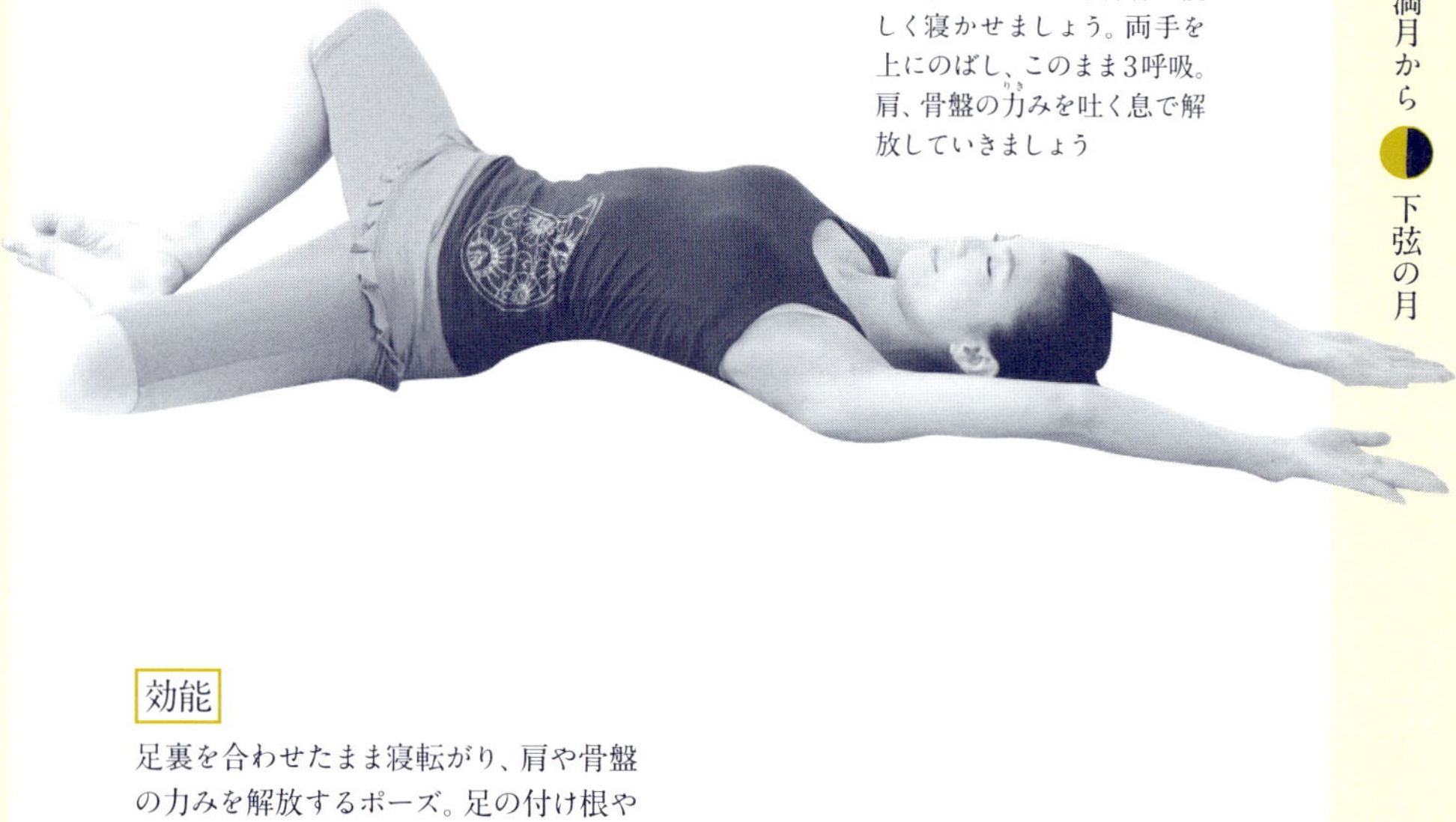

効能

足裏を合わせたまま寝転がり、肩や骨盤の力みを解放するポーズ。足の付け根や下腹部がのび、滞った血流を促し、むくみを解消します。

橋のポーズ

セツバンダアーサナ

太ももがきゅっと引き締まり
女性らしいラインをつくる

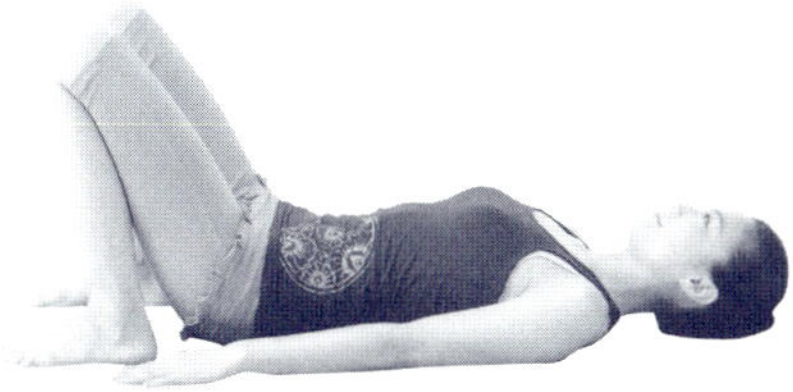

1　あお向けに寝転んだら、かかとをお尻の方に近づけて足を腰幅に開きます。手の平は下向きに。背骨を大地におろします

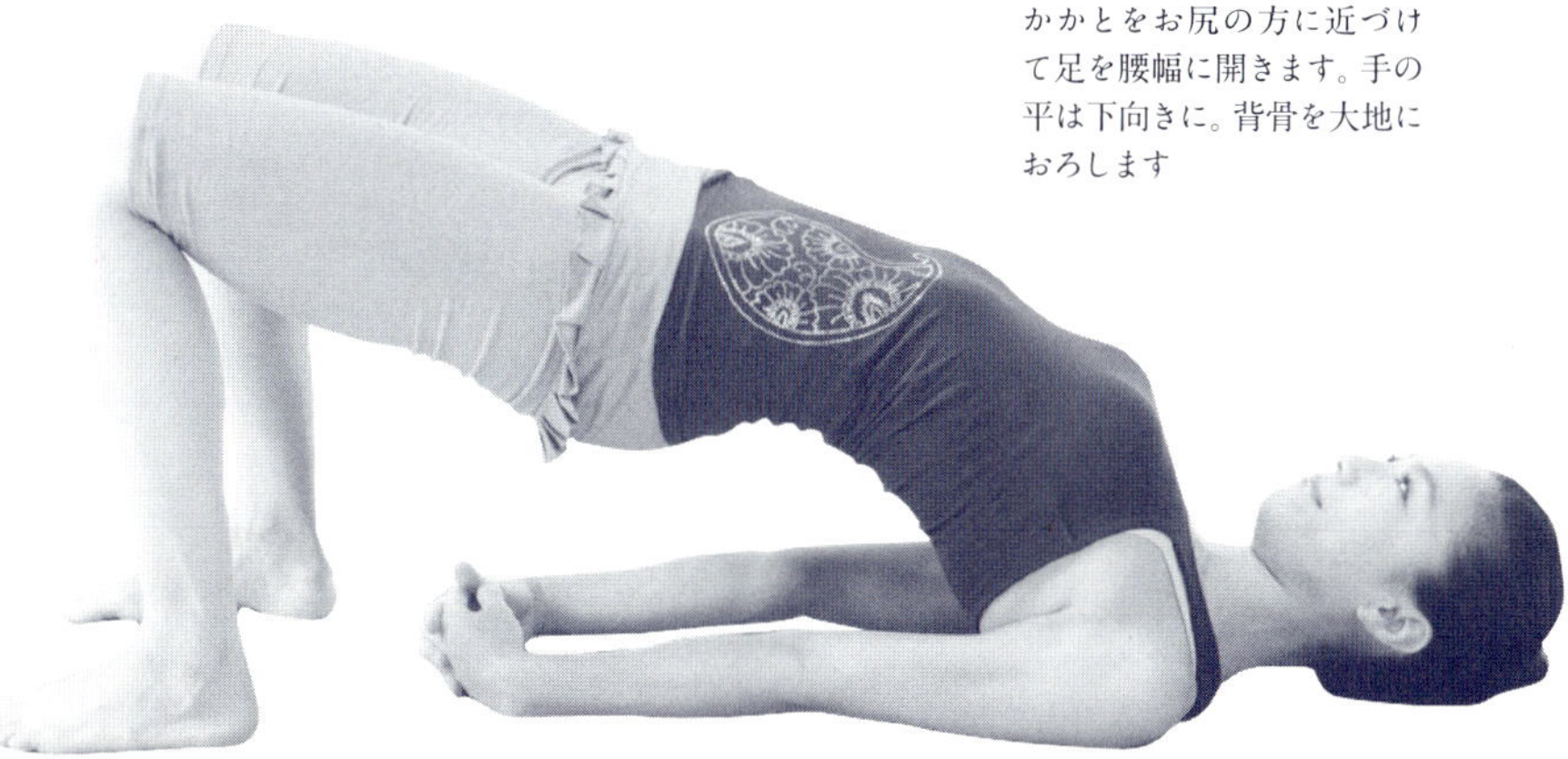

効能

肩と腕の付け根でカラダの重心を支えながら、お尻を持ち上げるポーズ。太ももがきゅっと引き締まり、女性らしいカラダをつくります。

2　息を吐きながらお尻を真上に持ち上げたら、手をお尻の下で組み、肩を開いて胸も開きます。ここで3呼吸していきましょう。ひざは腰幅に開いたままお尻を締めてください

鳩のバリエーション

エカパーダカポタアーサナ

股関節をのばし
魅力的な小尻をつくる

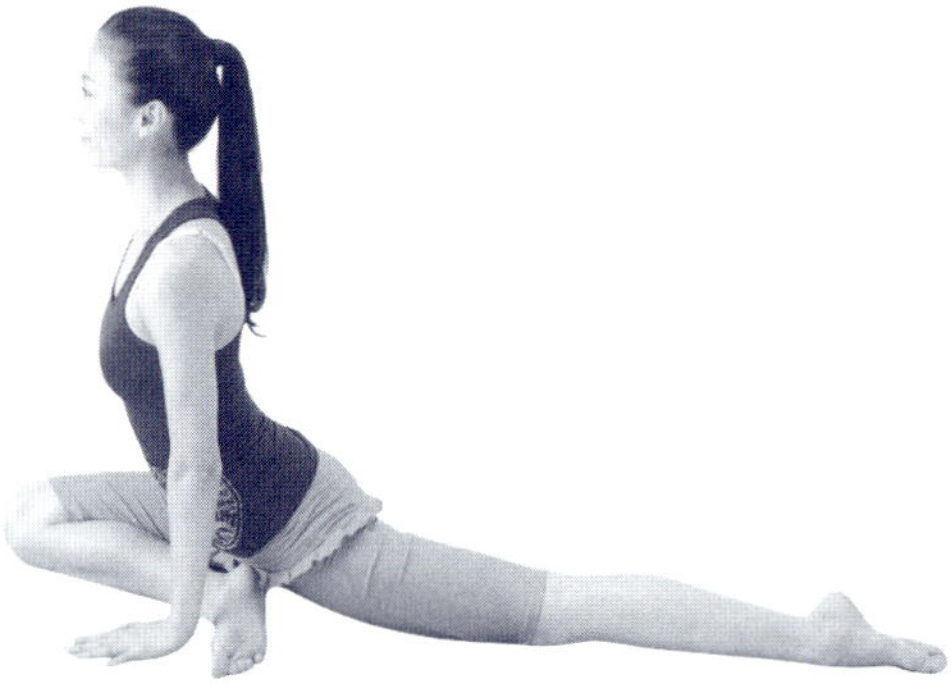

1　正座からお尻を右側へおろし、そのまま左足をうしろへのばします。足の付け根の鼠蹊部をのばし骨盤を正面へ。息を吸って背骨を引き上げます

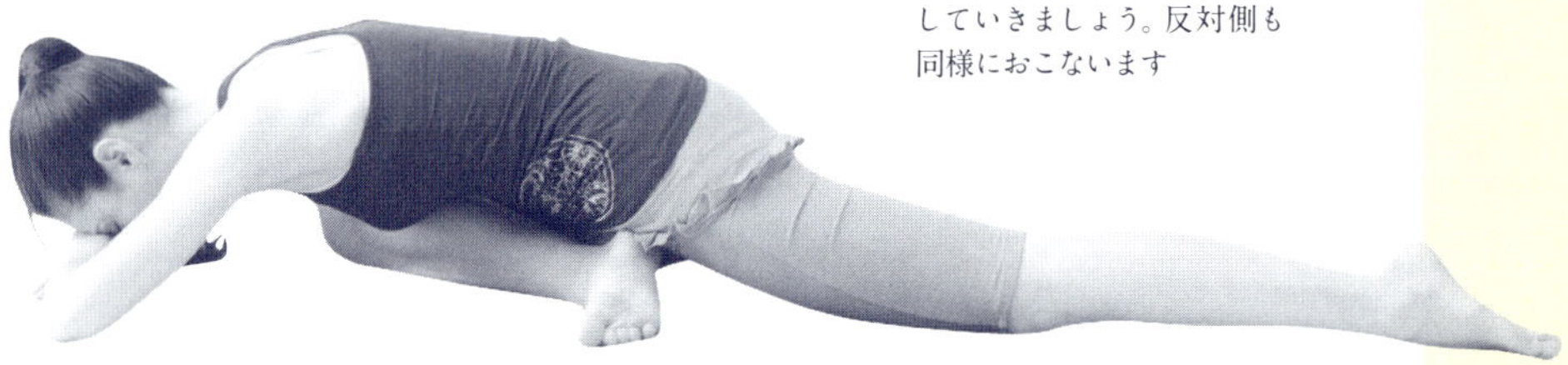

2　息を吐きながら上半身を前に倒し、このまま3呼吸。ゆったりと骨盤まわりをほぐしていきましょう。反対側も同様におこないます

効能　骨盤まわりをゆったりとゆるめ、股関節をのばしていくポーズ。大臀筋や深層の筋肉にはたらきかけ、キレイな小尻をつくります。

鳩のポーズ

カポタアーサナ

むくみがとれて バストアップ効果も期待

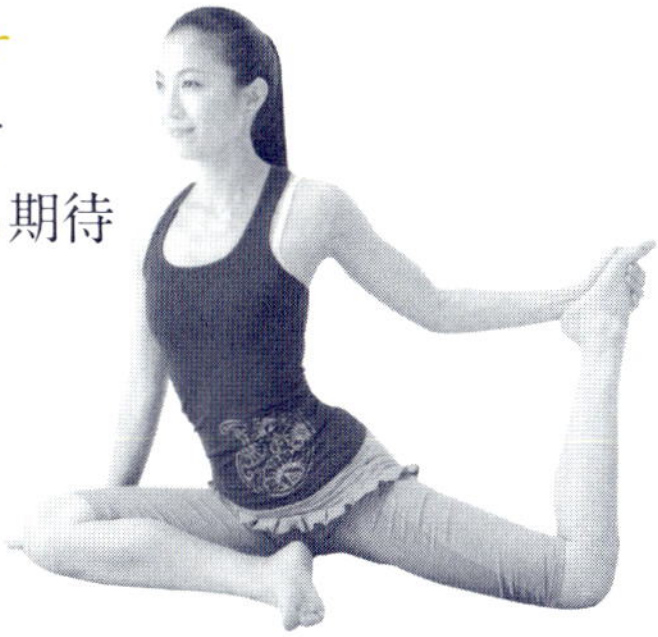

1　鳩のバリエーションの足のまま、うしろにのびた左足を内側からつかみます

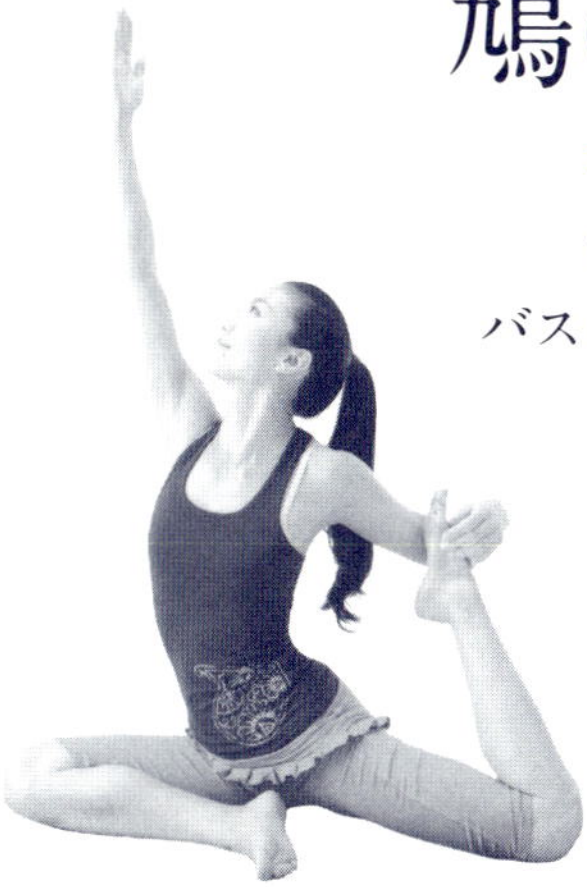

2　手で足をつかんだままか、ひじに足先をかけられる人はかけ、息を吸いながら右手を空へのばしていきます。胸を大きく開いて

3　息を吐きながらのばした手を首元、もしくは首のうしろで組んでいきましょう。右のひじを引いて目線は上向きに。3呼吸繰り返していきます。反対側も同様に

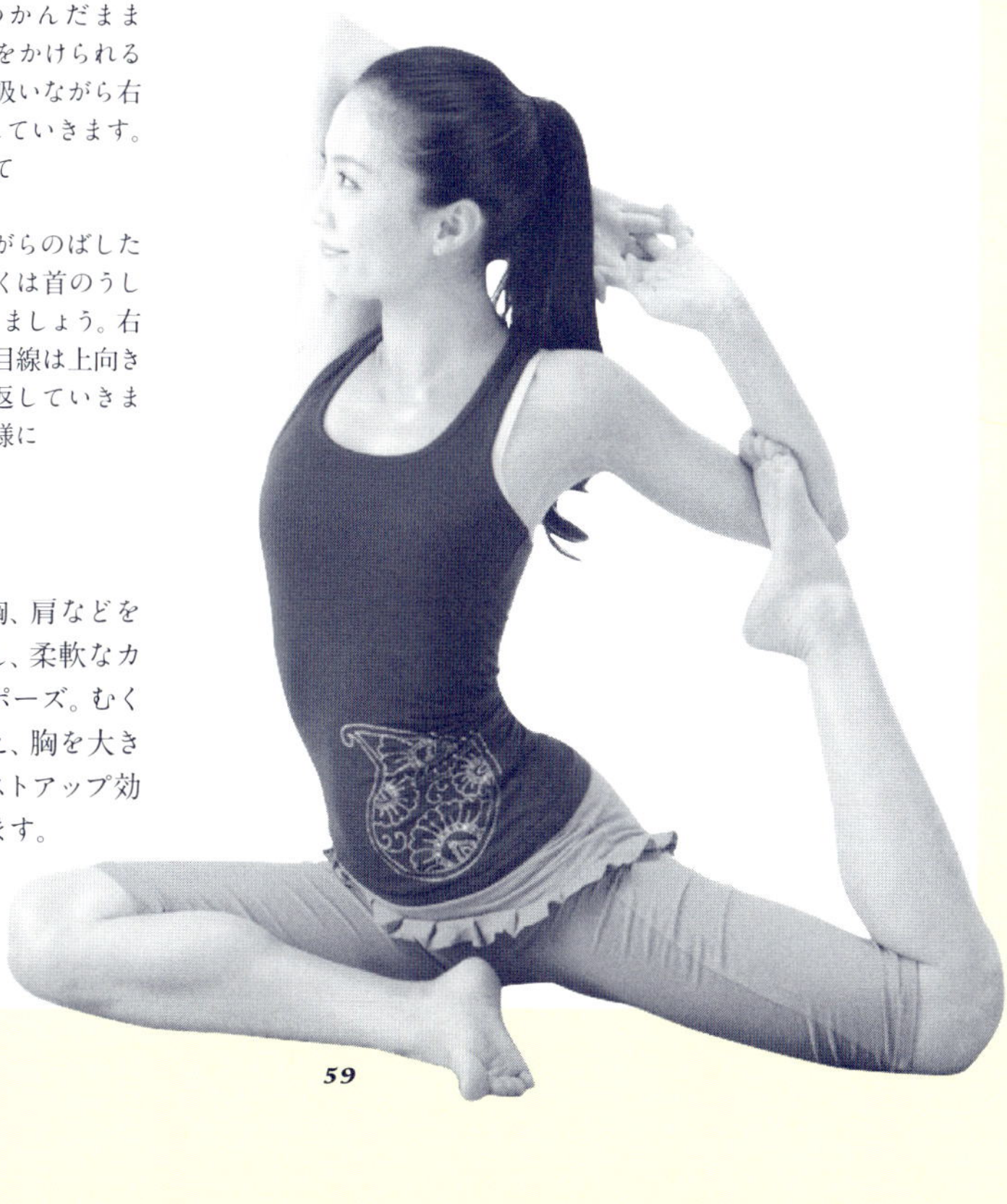

効能

股関節、腰、胸、肩などをたくみに動かし、柔軟なカラダをつくるポーズ。むくみがとれるうえ、胸を大きく開くのでバストアップ効果も期待できます。

デトックス期

下弦の月から　新月

浄化力をさらに高めるポーズ

最後の総仕上げ。次のサイクルに向けて、余分な老廃物を一掃！

心とカラダの特徴

新月に向けて月が欠けていくのに合わせて、いらないものを排出する力が強まっていきます。意識は自分の内側に向きやすくなり、派手な行動は自然と控えるようになり、一人の時間を大切にすることで、自己分析ができてやりたいことが明確になります。そして、次の月のサイクルに向けて、ステップアップするための目標も見えてきます。

カラダも、今までに溜まった老廃物を排出しようとする力がさらに高まります。ダイエットをはじめたり、1日プチ断食をして体内を大掃除し、リセットするのに最適の時期です。頑固な便秘に悩んでいる人は、この時期に腸内を念入りにケアすることで、毎日のお通じがラクになるでしょう。

また、新陳代謝も活発になって汗をかきやすくなるので、半身浴でさらにデトックス効果を高めるのもおすすめです。月が新しく生まれ変わるのと同じように、あなたもバージョンアップして生まれ変わったように感じられるでしょう。

ヨガのポーズの特徴

下弦の月から新月は、大きく左右にねじったり、上下を逆転させるポーズでカラダをさらにゆるめ、排出する力をさらにアップさせていきます。

カラダ全体を使って大きなポーズをとることで、新陳代謝が高まってポカポカに。老廃物がすっきり一掃され、カラダのすみずみまで浄化されていきます。また、胸を開いて深い呼吸をすることで、やさしい気持ちになり、穏やかな心を養うことができます。

新月が近づくにつれて、足元がむくみやすくなるので、寝転んで足を上にあげたり、スキのポーズ（68ページ）で解消しましょう。

この時期の過ごし方

デトックス期

下弦の月から

新月

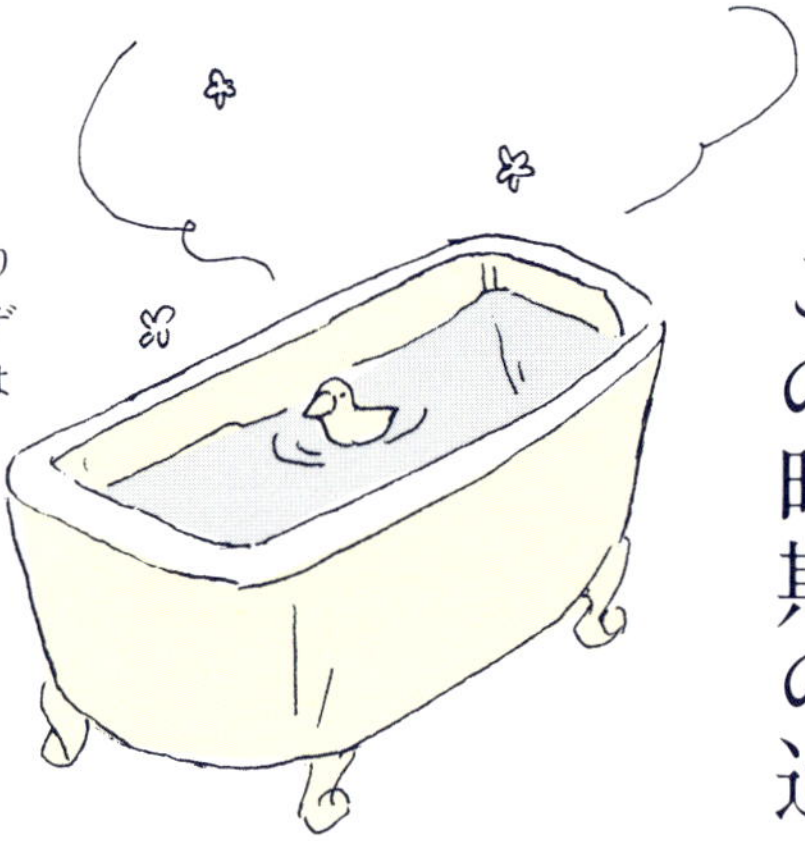

天然のバスソルト入りのお風呂で、しっかりデトックス。半身浴でもよいでしょう

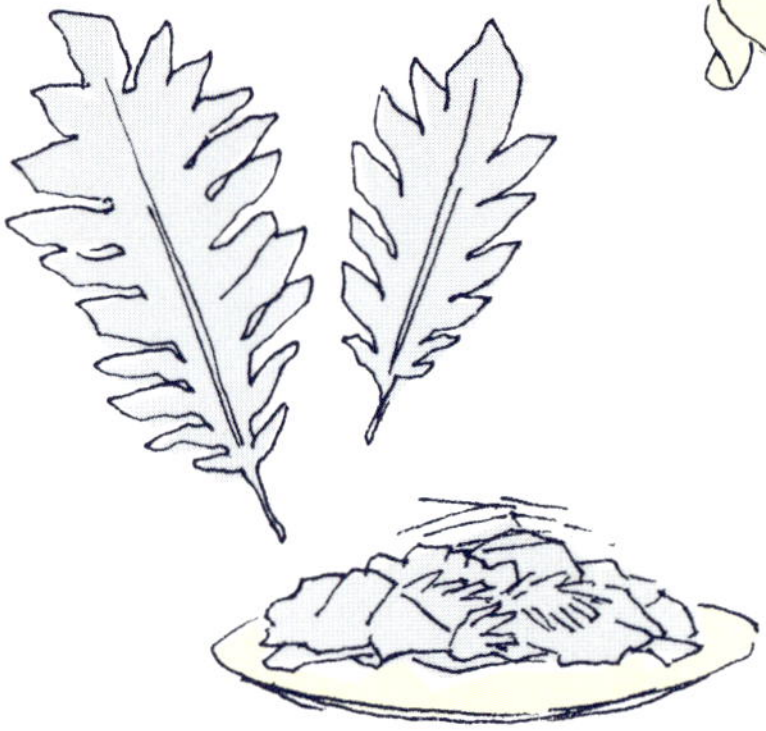

老廃物を排出しやすい時期。ダイエットや1日プチ断食をして、カラダの中をクリアに

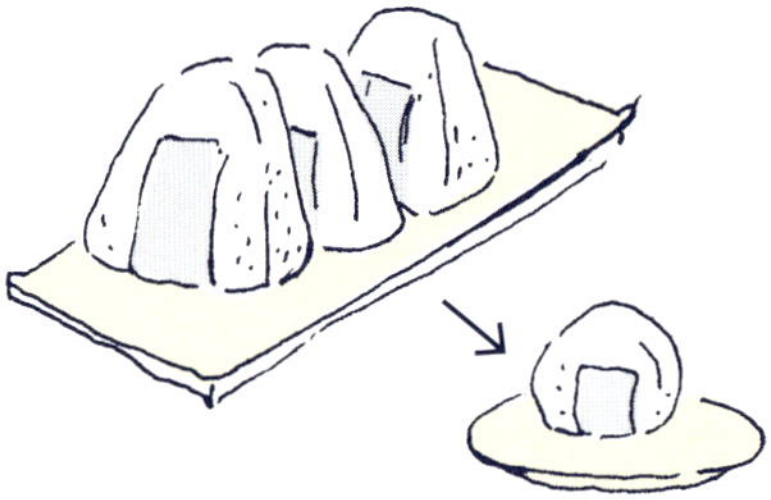

食事はデトックス効果もある海藻類を多く取りいれましょう

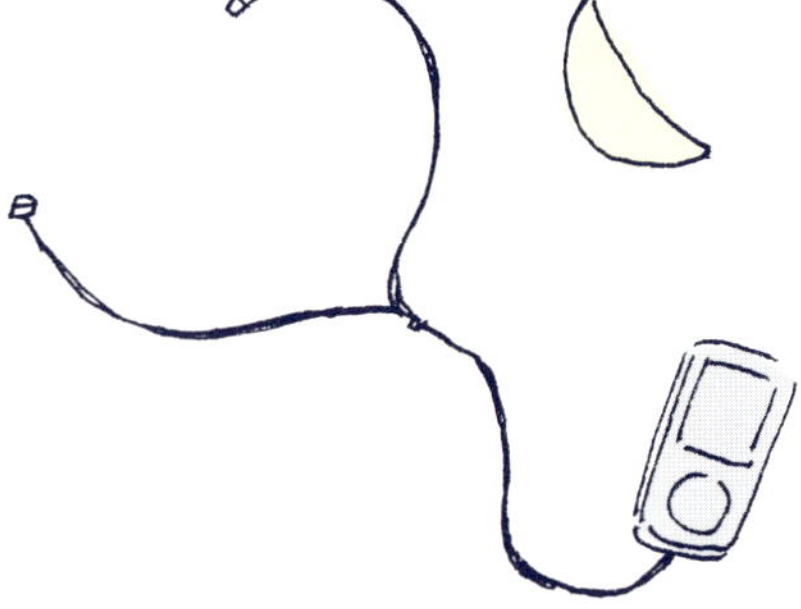

ゆったり音楽を聴いたり、一人で過ごす時間を大切に。自分を内観して、次の新月からのスタートに向けて準備しましょう

座ったねじりのポーズ

アルダマツィエンドラアーサナ

腸を刺激して
便秘を解消

1　足をまっすぐのばして座り、一度姿勢を整えます。足首をフレックス（足首を直角に曲げる）にしてかかとを前へ出します。背骨が胴体を支える杖のように大地へのびていく姿をイメージしましょう

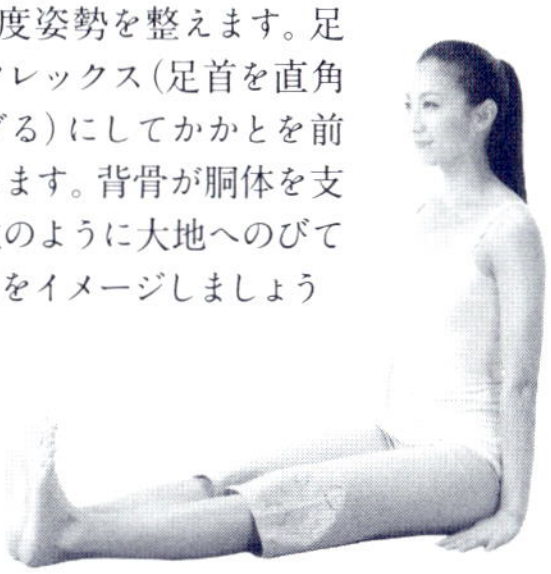

2　左足を曲げ、足先を右足の外側へ。息を吸いながら両手を持ち上げ背骨ものばしましょう

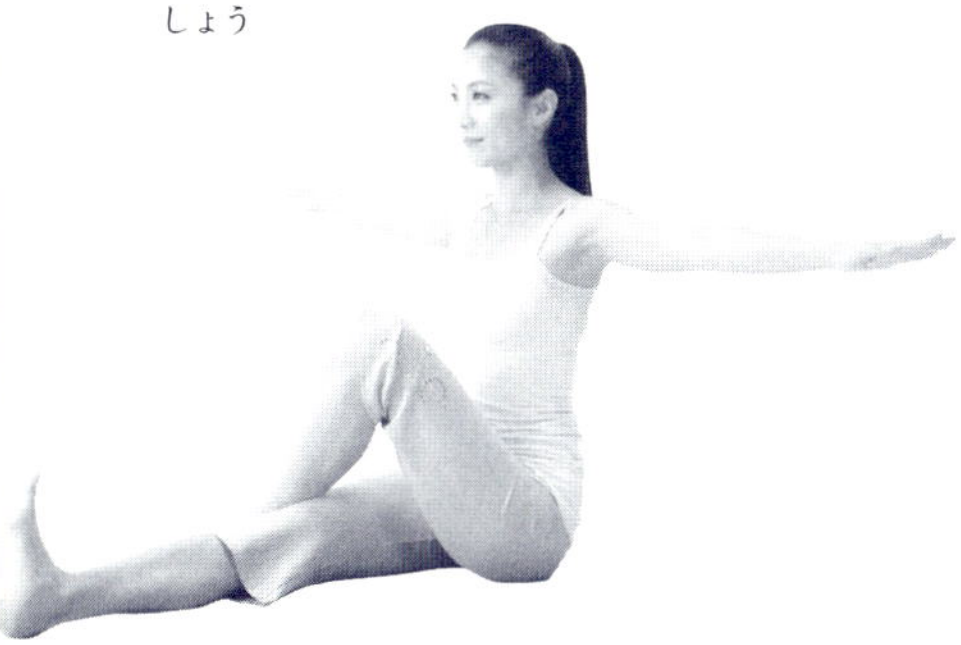

3　息を吐きながら上半身を左側へねじります。左手は大地におろし、右手は左のひざを抱え、ここで3呼吸。反対側も繰り返しましょう

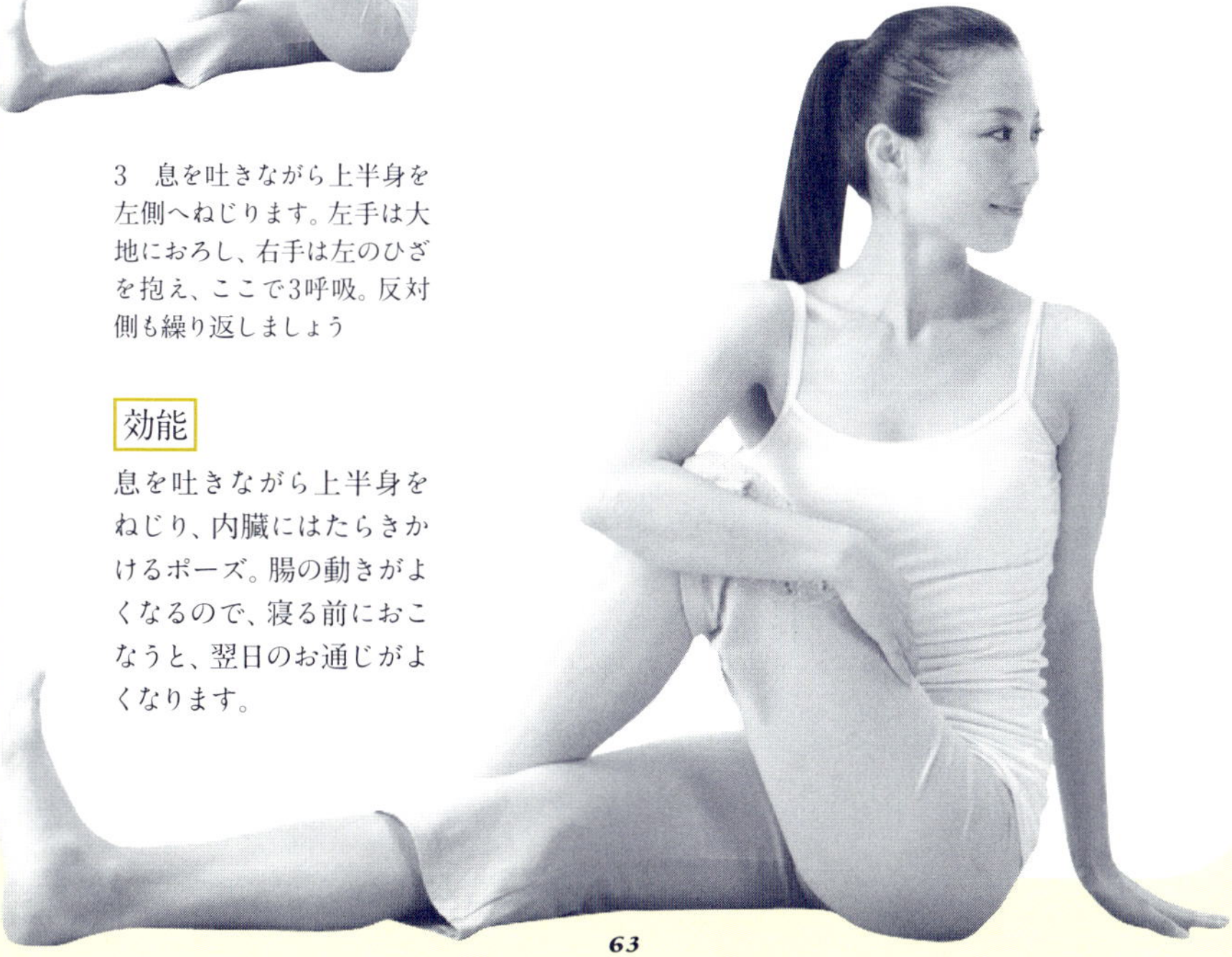

効能

息を吐きながら上半身をねじり、内臓にはたらきかけるポーズ。腸の動きがよくなるので、寝る前におこなうと、翌日のお通じがよくなります。

サギのポーズ

クラウンチャアーサナ

カラダのゆがみ解消。
老廃物のデトックス効果もあり

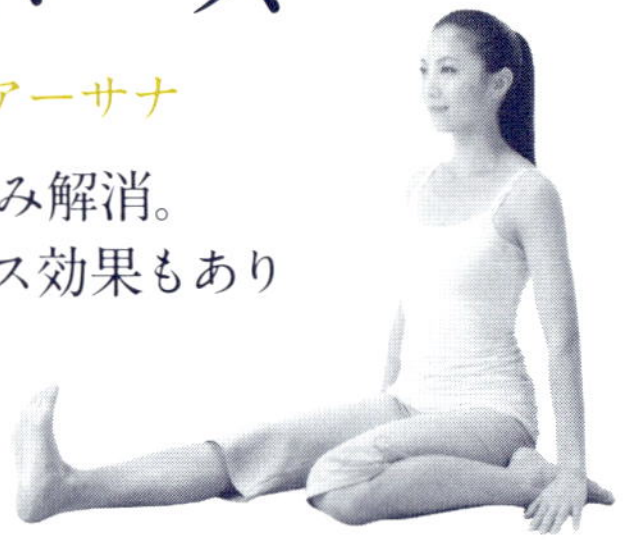

1　足をまっすぐのばして姿勢よく座り、右足は足首を直角にしてかかとを前に、左足はひざを曲げてかかとをお尻へ近づけます

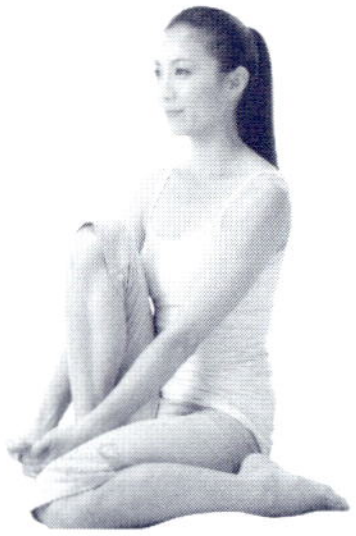

2　息を吸いながらのばした右足を引きよせ、足裏を両手で包みこみます

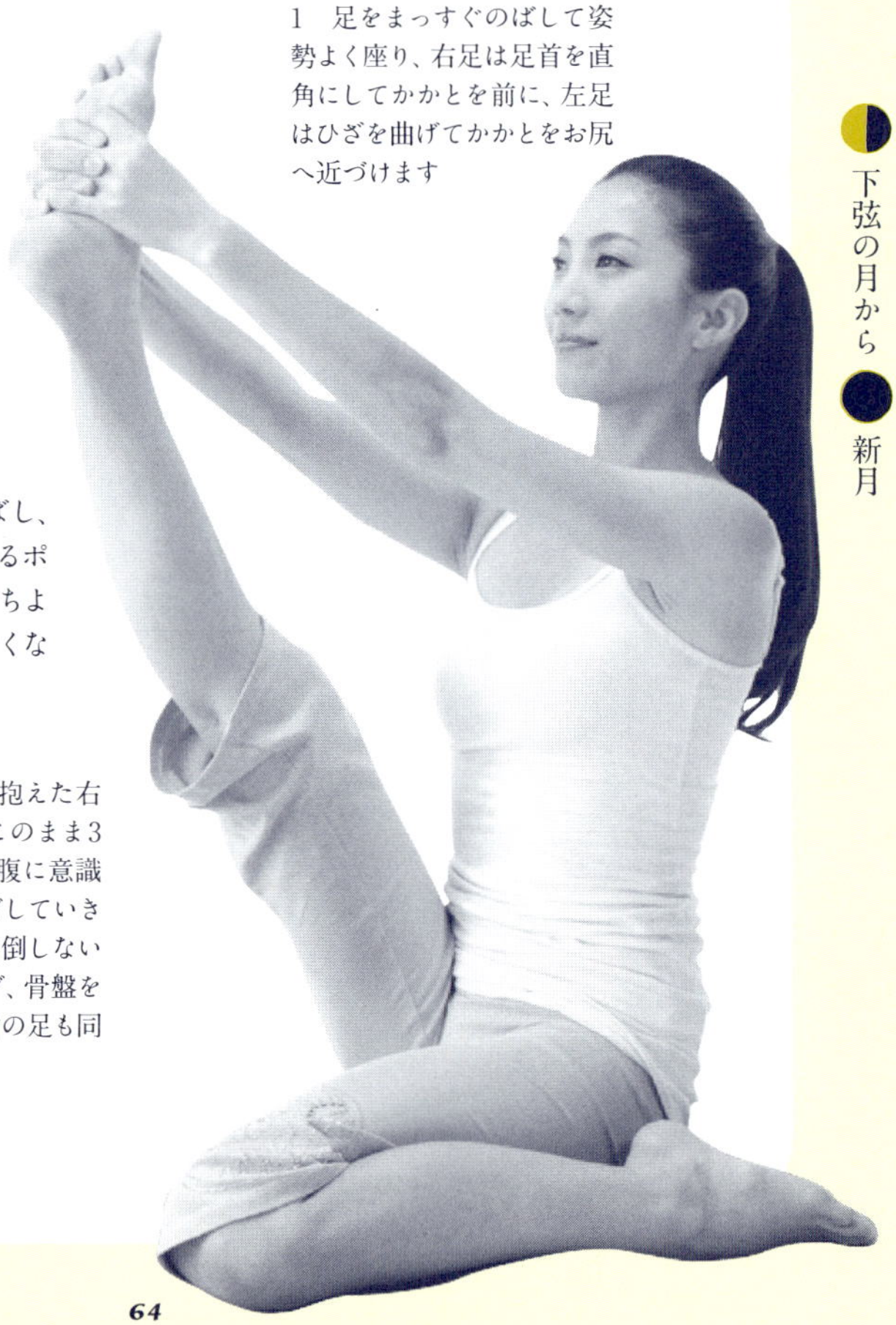

3　息を吐きながら抱えた右足を上にのばし、このまま3呼吸しましょう。お腹に意識をおき、背骨をのばしていきましょう。骨盤が後倒しないようお腹を引き上げ、骨盤を安定させます。反対の足も同様におこないます

効能

両手で抱えた足を斜め上にのばし、背骨を長く、カラダのゆがみをとるポーズ。太ももやふくらはぎが気持ちよくのび、老廃物がさらに流れやすくなることで内臓が若返ります。

花輪のポーズ

マラアーサナ

膣の収縮力を高めて
女性性をアップ

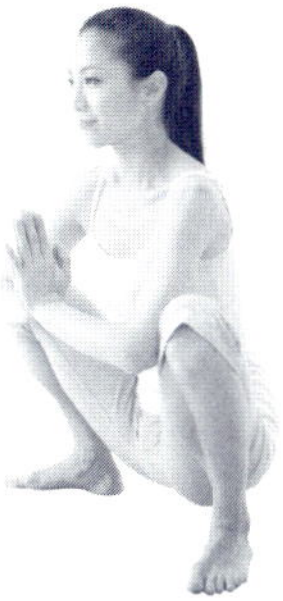

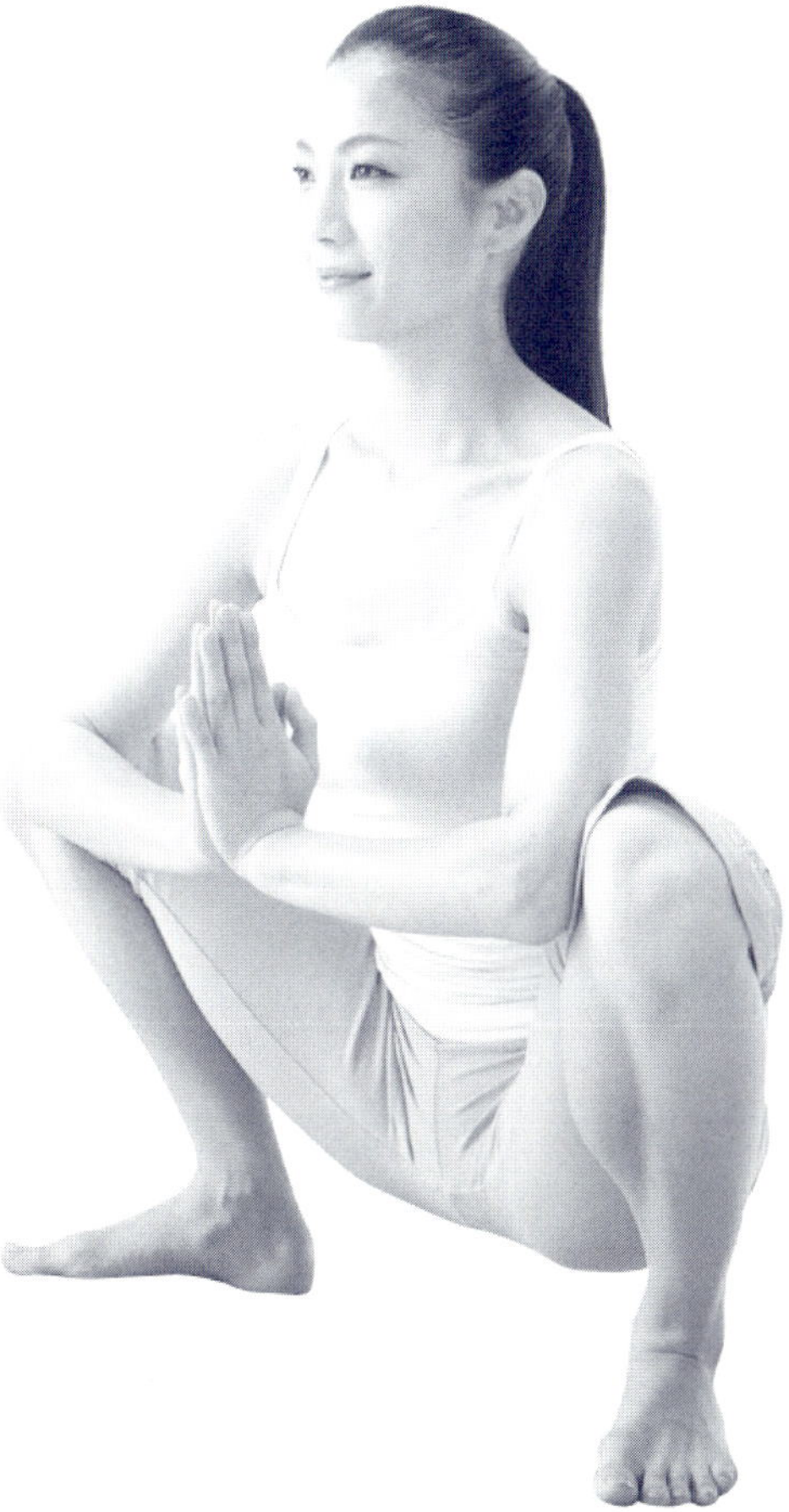

1　足を肩幅より広めに開いてお尻を落としてしゃがみます。足先はひざと同じように外へ開きます。両手を胸の前で合わせましょう

2　吐く息で合わせた手を下におろして、両ひざと両ひじでそれぞれ押し合います。その時に骨盤底筋群を引き上げていきましょう。お尻を締め息を吸って力をゆるめ、吐く息でお尻を締めます。3呼吸繰り返しましょう

効能

骨盤まわりの筋肉を鍛え、女性性を高めるポーズ。膣の締まりがよくなり、生理不順、不妊、不感性、尿もれ、更年期障害のケアにもつながります。

三日月のポーズ

アンジャネーヤアーサナ

背中についた
ムダなぜい肉を落とす

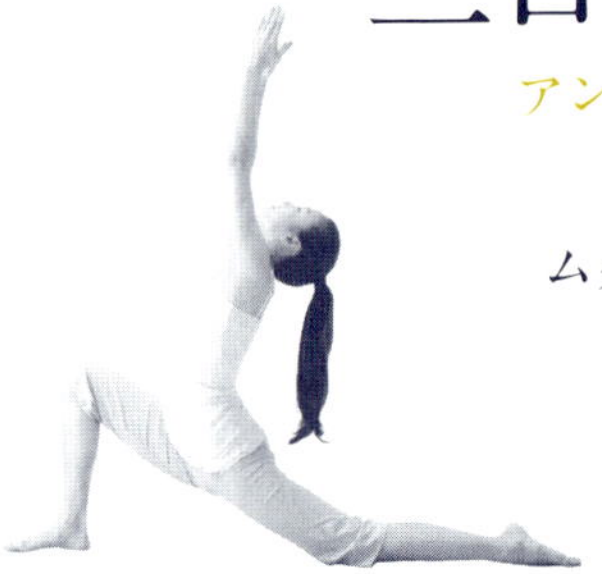

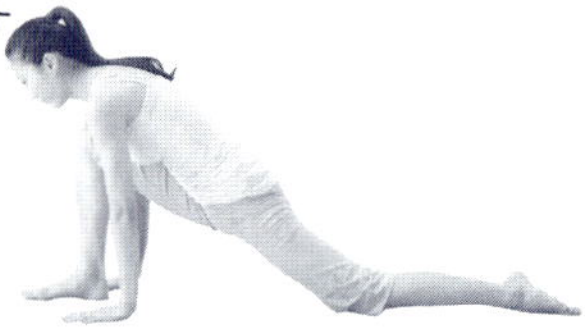

2　息を吸いながら両手を上にのばします。尾骨を下げて左のお尻を引き締めて、安定した足元をつくります

1　下を向いた犬のポーズ(46ページ)から右足を大きく1歩前に出しましょう。右足はかかとの上にひざがくるように、左足の甲は寝かせます。息を吐きながら、鼠蹊部をのばしましょう

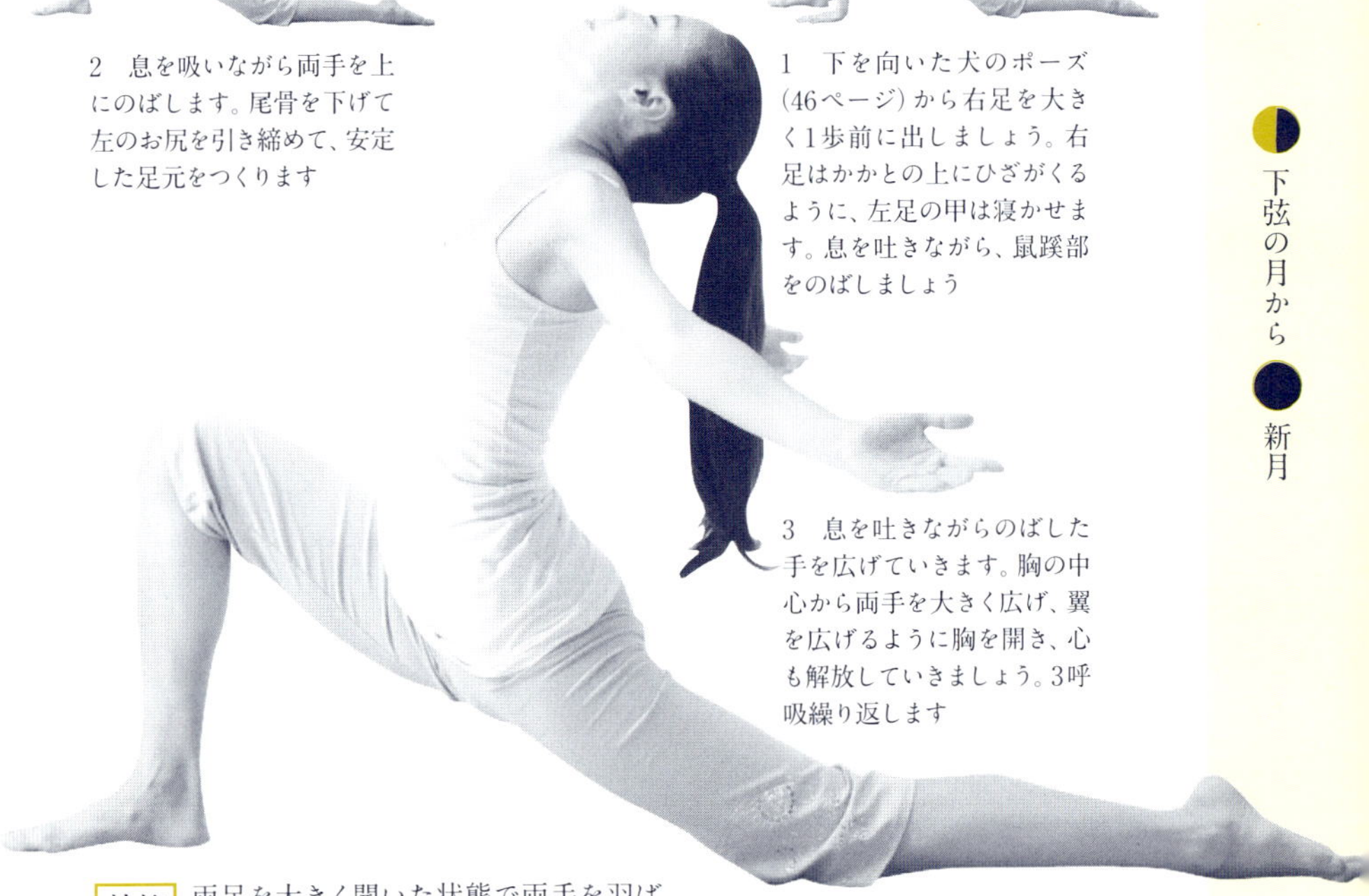

3　息を吐きながらのばした手を広げていきます。胸の中心から両手を大きく広げ、翼を広げるように胸を開き、心も解放していきましょう。3呼吸繰り返します

効能　両足を大きく開いた状態で両手を羽ばたかせ、胸を開いていくことで、心も開放的になれるポーズ。背中についたムダなぜい肉を落とし、デトックス効果も抜群です。

腹部のねじりのポーズ

ジャタラパリワルタナーアーサナ

腸内に溜まった老廃物を
キレイにデトックス

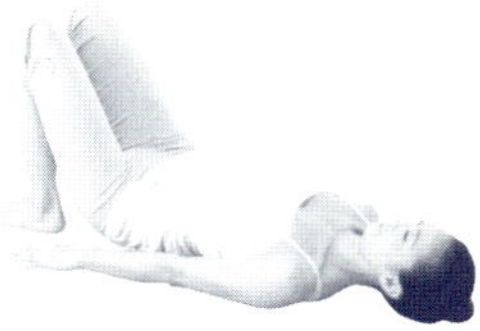

1　あお向けに寝転び、かかとをお尻の方へよせます。手の平は下向きにして、呼吸を整えましょう

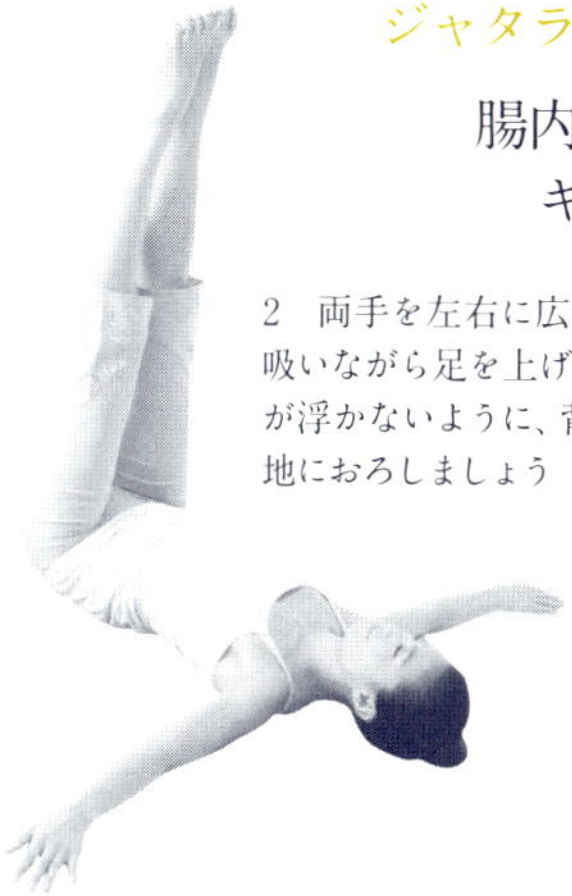

2　両手を左右に広げ、息を吸いながら足を上げます。腰が浮かないように、背中を大地におろしましょう

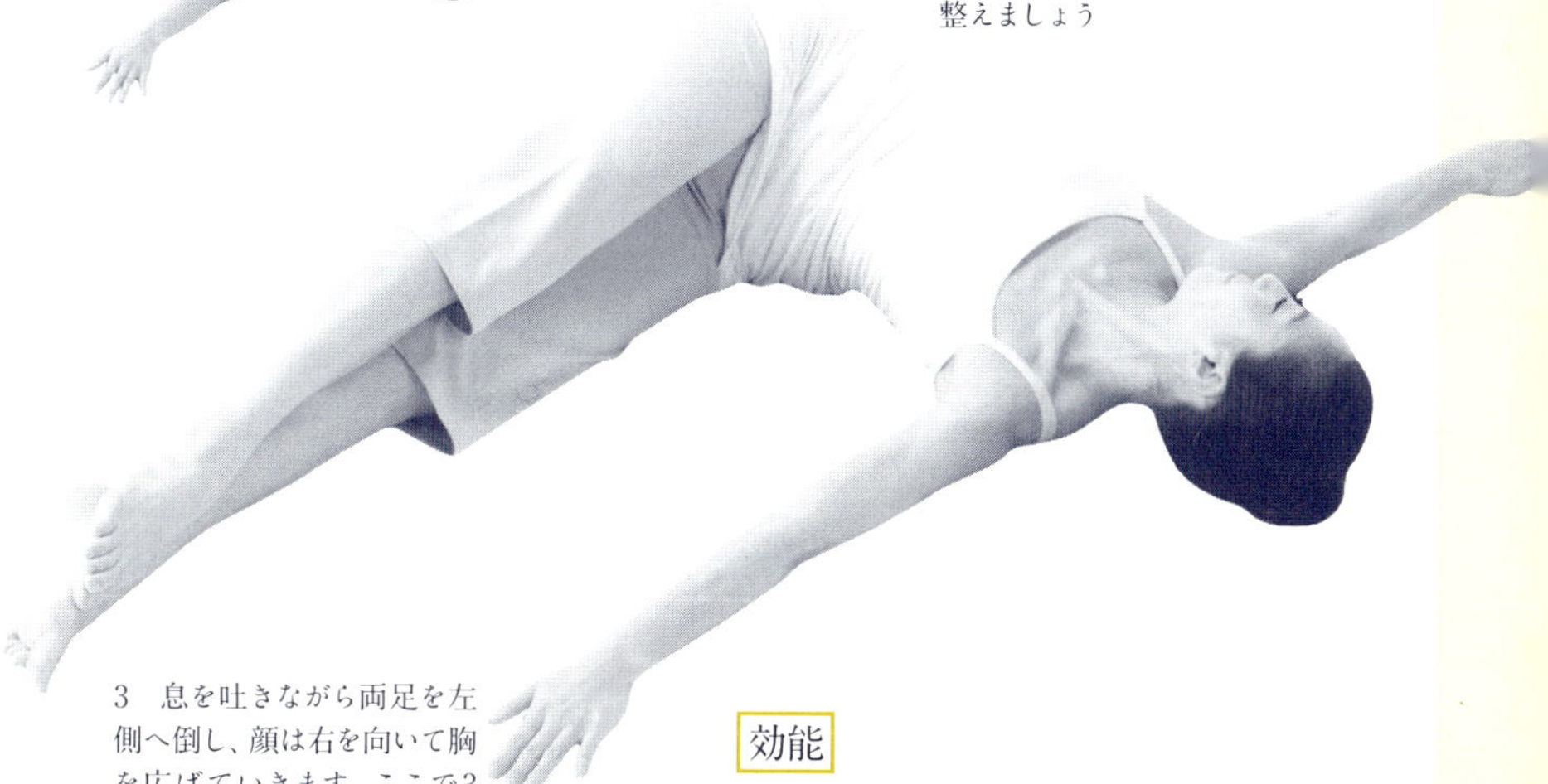

3　息を吐きながら両足を左側へ倒し、顔は右を向いて胸を広げていきます。ここで3呼吸。お腹からのねじりを感じて、深く呼吸をしていきましょう

効能

寝転がってカラダを左右に大きくねじり、内臓を活性化させるポーズ。消化機能が改善され、腸内に溜まった老廃物がキレイに流れていきます。

スキのポーズ

ハラアーサナ

内臓と甲状腺を活性化。
アンチエイジング効果大

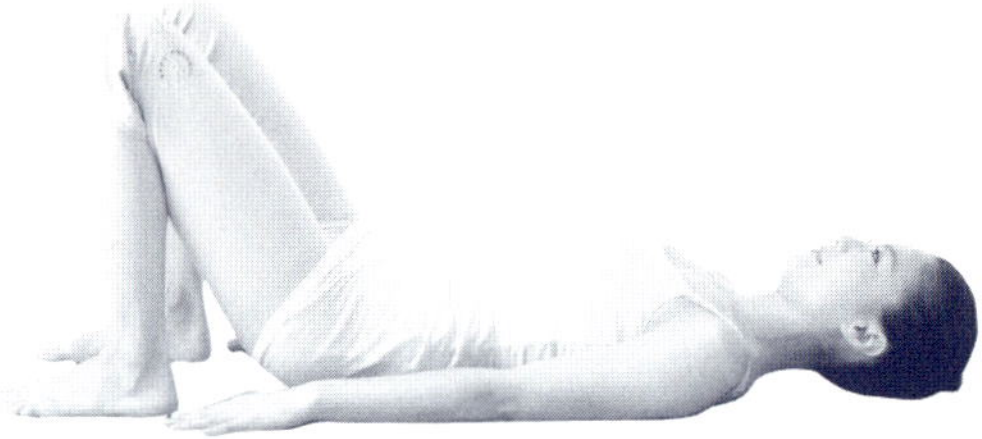

1　あお向けに寝転び、かかとをお尻の方へよせます

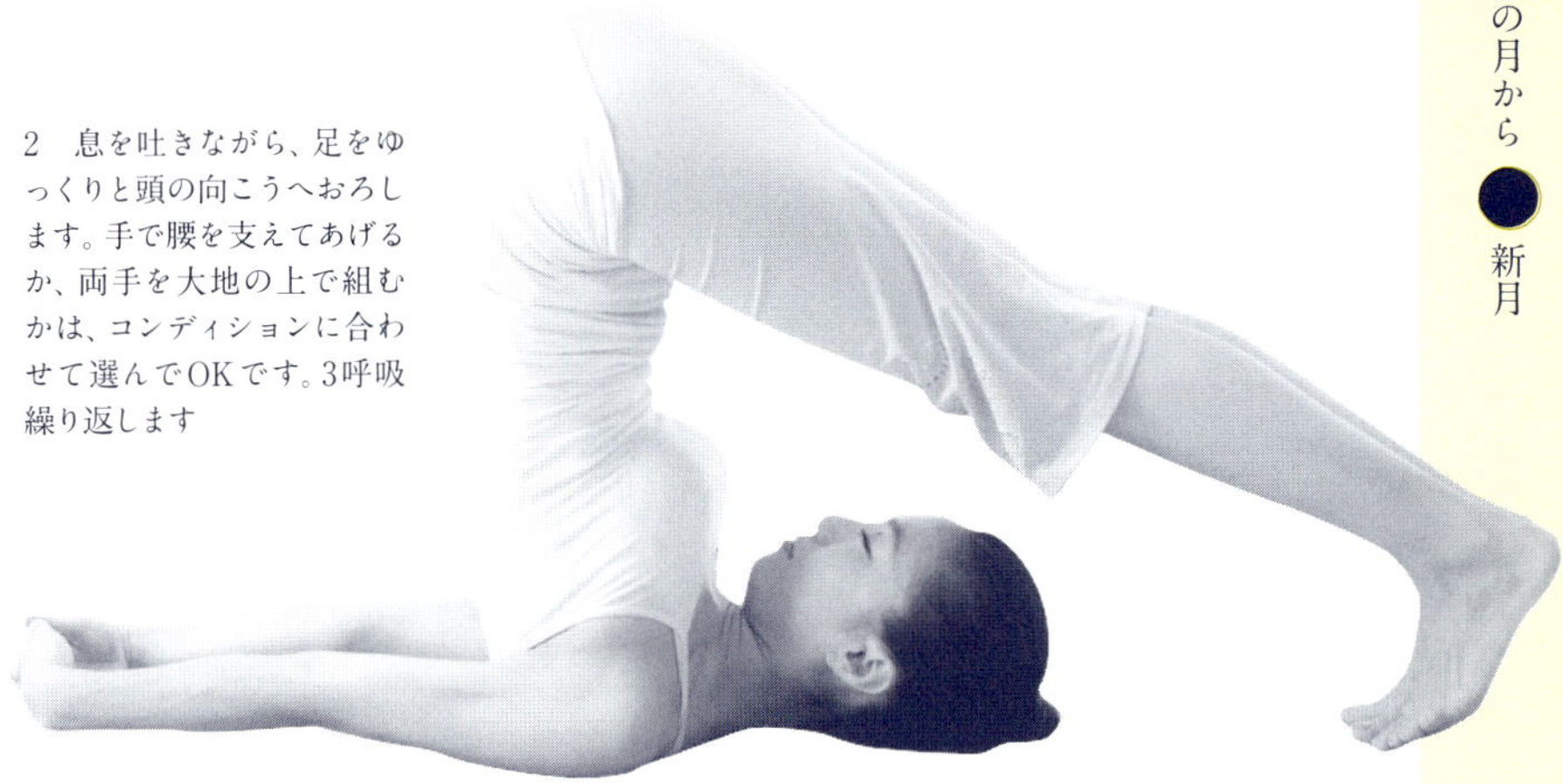

2　息を吐きながら、足をゆっくりと頭の向こうへおろします。手で腰を支えてあげるか、両手を大地の上で組むかは、コンディションに合わせて選んでOKです。3呼吸繰り返します

効能　上下の逆転をすることで、内臓をゆっくりと休ませるポーズ。背骨をのばすことで自律神経を整えていきます。内臓と甲状腺が活性化されて若返りにつながります。

魚のポーズ

マツヤアーサナ

小顔をつくり
夜もぐっすり眠れる

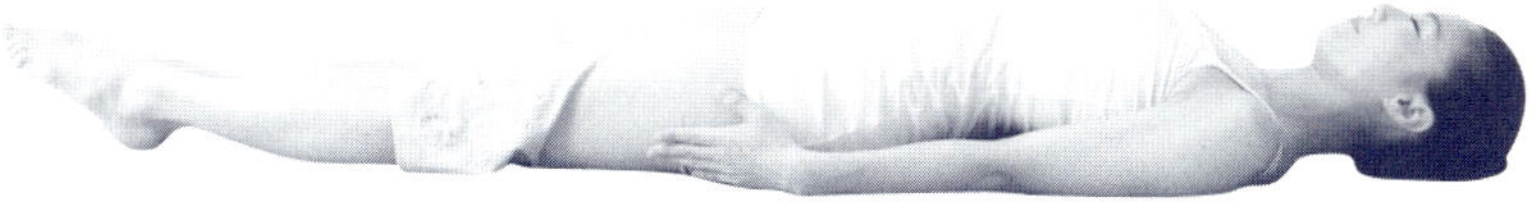

1　あお向けに寝転びます。足はそろえてのばし、手はカラダに沿わせ、呼吸を整えます

2　息を吸いながら、ひじで大地を押して胸を持ち上げます。背中は弓なりにし、頭頂部を大地へおろします。首を痛めている人はムリをせずに、後頭部でも構いません。このまま3呼吸

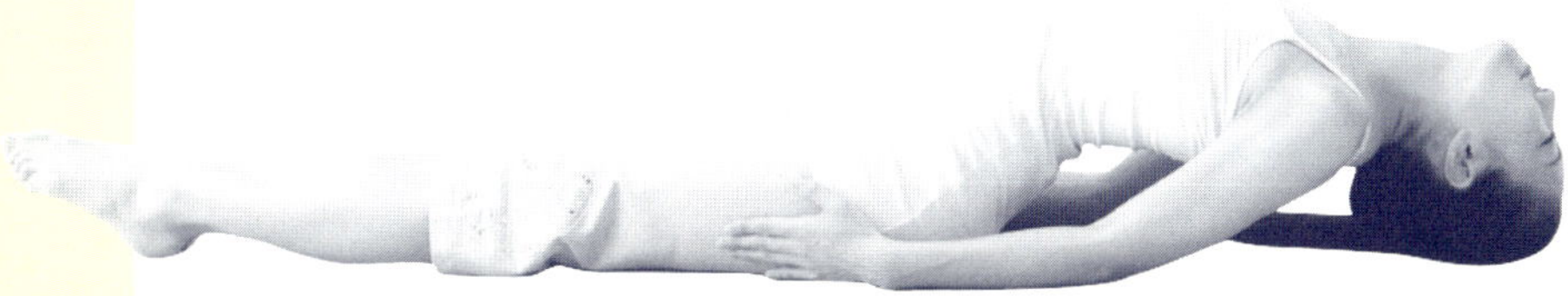

効能　背中を弓なりにそらし、甲状腺を刺激して、ホルモンバランスを整えるポーズ。すっきりとした首まわりや小顔をつくり、夜はぐっすりと眠れるようになります。

column

毎朝、毎晩おこないたい 太陽礼拝・月礼拝

月ヨガに慣れてきたら、朝の「太陽礼拝」、夜の「月礼拝」にトライしてみましょう。ひと呼吸、ひと動作を一連の流れでおこないます。毎朝、毎晩おこなえば、絡みついていた雑念が浄化され、自律神経がさらに整うでしょう。一連の礼拝をおこなうことで、あなた自身がクリアになります。自分の直感につながることができ、信じて行動することで新たな自分が見えてきます。

太陽礼拝
スーリヤナマスカーラ

サンスクリット語でスーリヤとは、太陽。ナマスカーラは礼拝という意味です。太陽が昇るとともに一連の動きをおこない、感謝の気持ちとともに呼吸に集中して、今の自分の状態を感じます。縦にのびる一連の動きをおこない、心とカラダを優しく上げていきましょう。

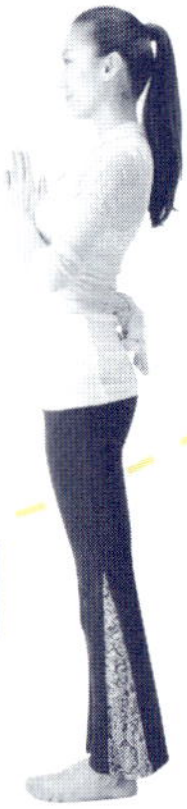

1

吐く〜山のポーズで立ちます。胸の前で手を合わせひと呼吸、心を落ちつかせましょう

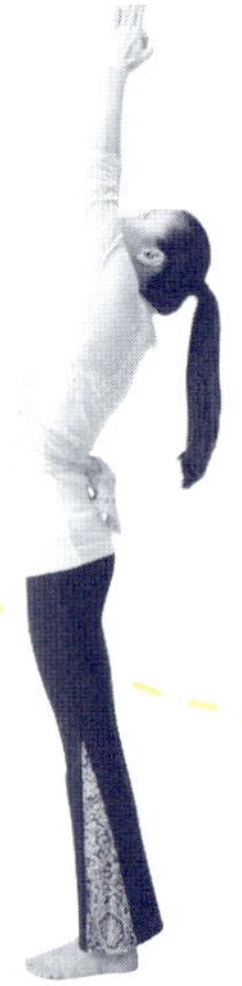

2

吸う〜胸の中心から大きく手を広げ、両手を空へのばし目線も上に

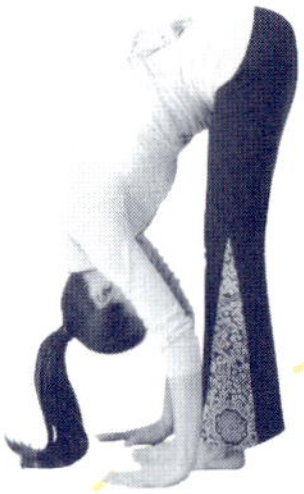

3

吐く〜両手を大きく広げながら前屈をします。目線は鼻へ

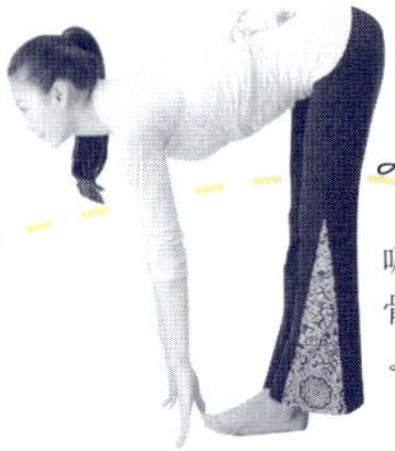

4

吸う〜目線を前に、背骨に空気を入れましょう

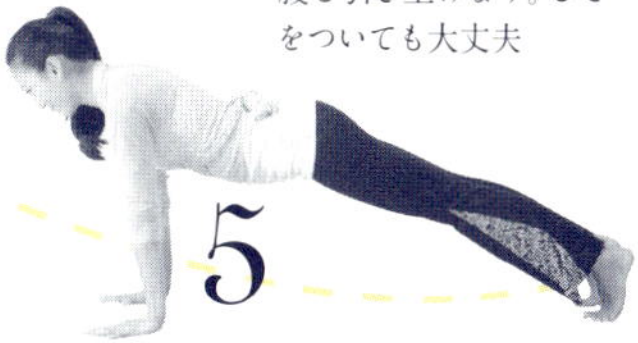

5

吐く～足をうしろへ。お腹を引き上げます。ひざをついても大丈夫

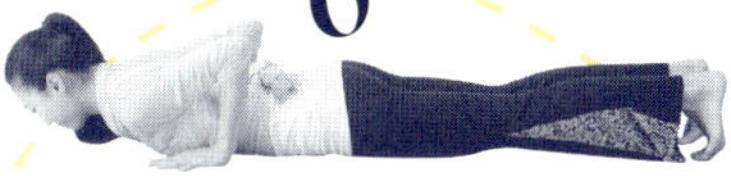

6

吐く～胸を大地へおろします。ひじはうしろ、脇を締めて

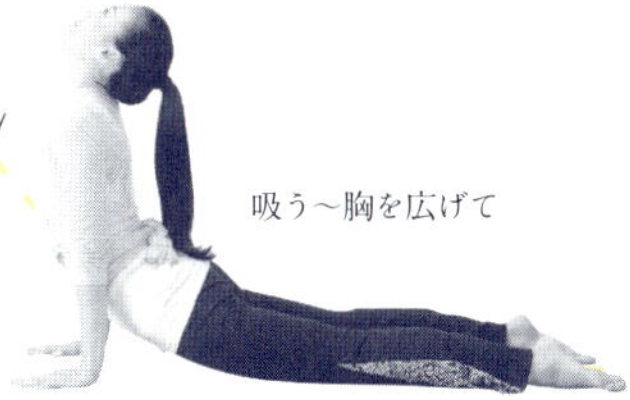

7

吸う～胸を広げて

8

吐く～お尻を持ち上げてお腹を引き上げましょう

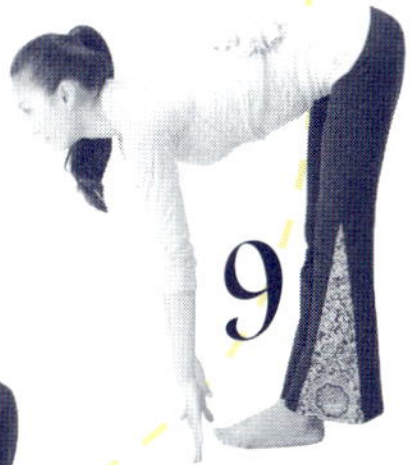

9

吸う～足を前に歩かせ背骨をのばします

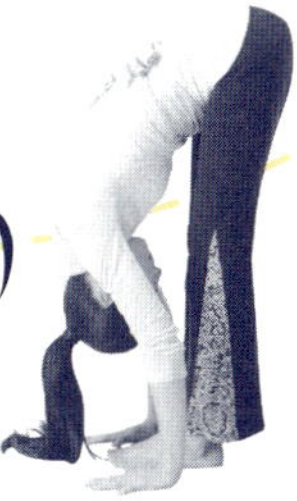

10

吐く～上半身の力みを抜いて

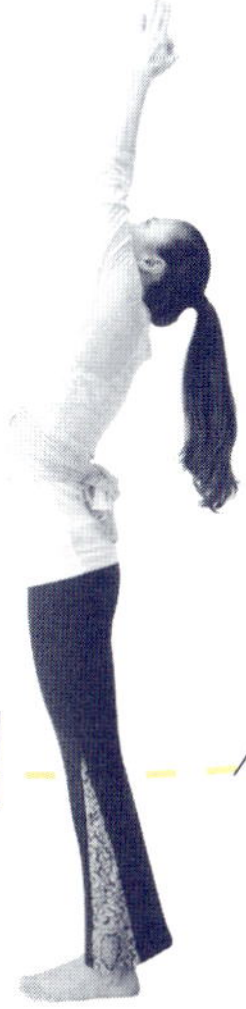

11

吸う～大きく手を広げて、丸い太陽を描くように両手を空へのばします

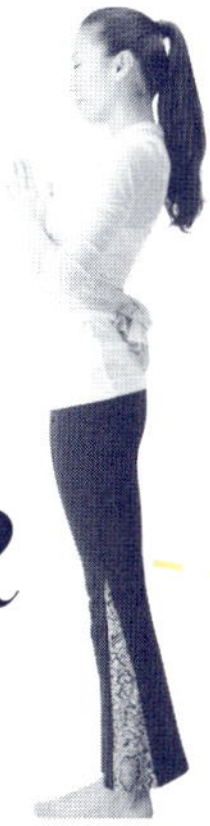

12

吐く～カラダの中心を感じながら、そのまま手を胸の前におろしましょう

月礼拝

チャンドラナマスカーラ

チャンドラとは月、ナマスカーラは礼拝という意味です。
お月様に感謝して優しい気持ちで動きます。
骨盤底筋群を意識したしなやかな動きで、より女性らしく。
海のように大きく包みこむような気持ちで、
おこないましょう。

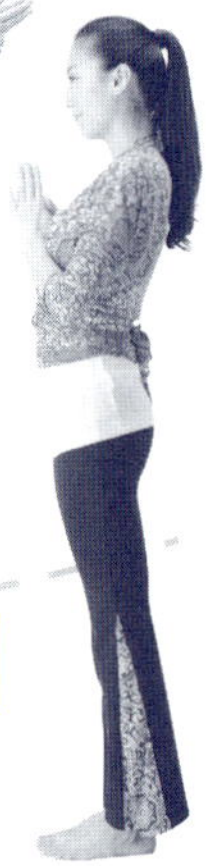

1

吐く～山のポーズで立ち、胸の前で手を合わせてひと呼吸、心を落ちつかせましょう

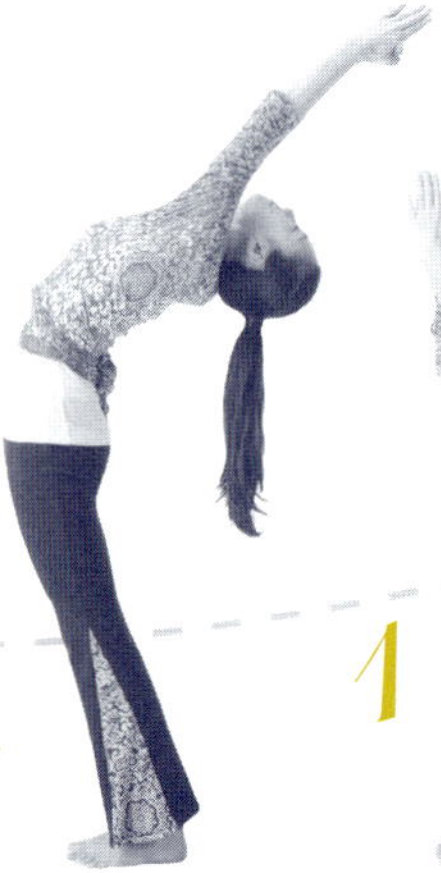

2

吸う～手を合わせたまま両手を空へのばし、三日月のように背骨をそらしましょう

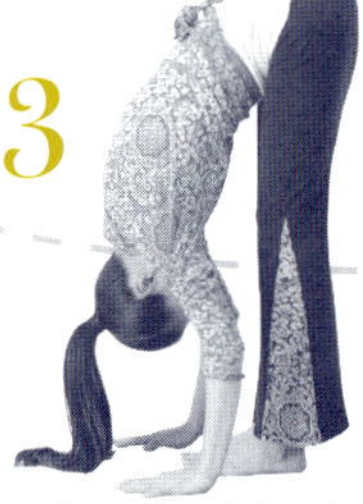

3

吐く～胸の中心から大きく手を広げ上半身を下へおろします

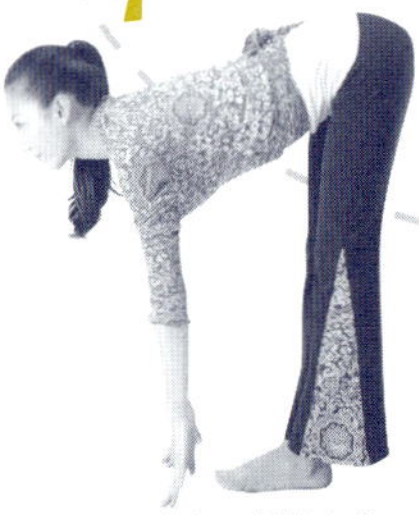

4

吸う～目線を前にして、背骨を長くのばしましょう

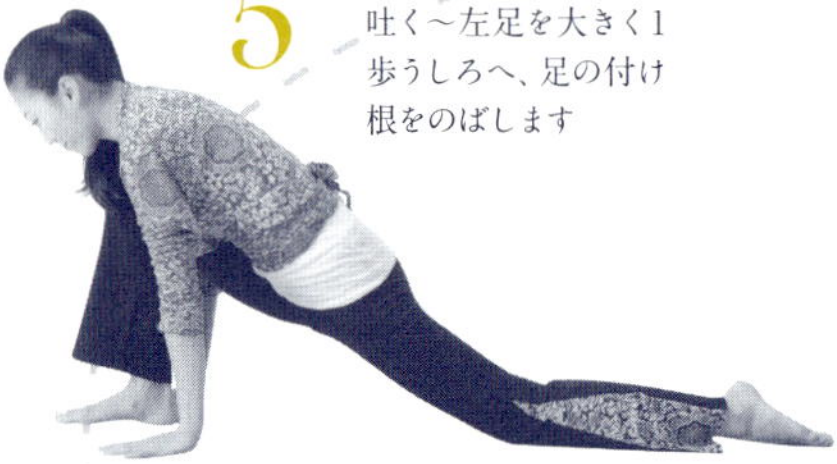

5

吐く～左足を大きく1歩うしろへ、足の付け根をのばします

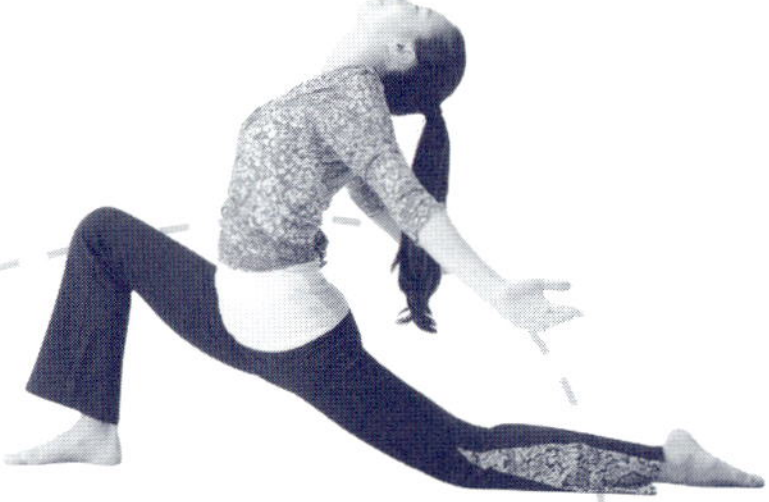

6

吸う～両手を前から上へ大きくのばし、吐く～上から大きな丸いお月様を描きながら両手をおろしてきます

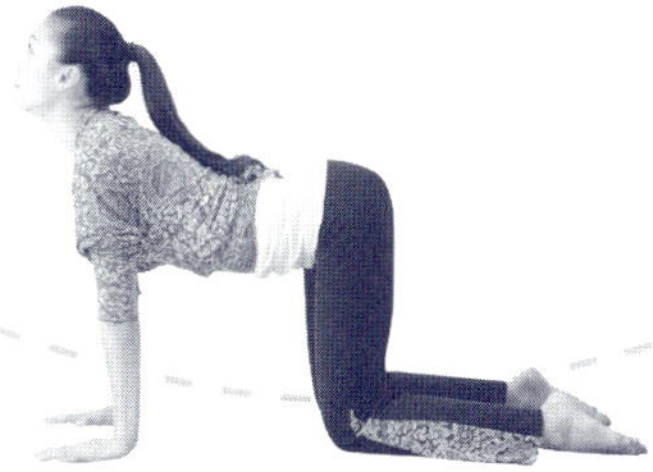

7 吸う～よつんばいになり、背骨をそらして目線を上に

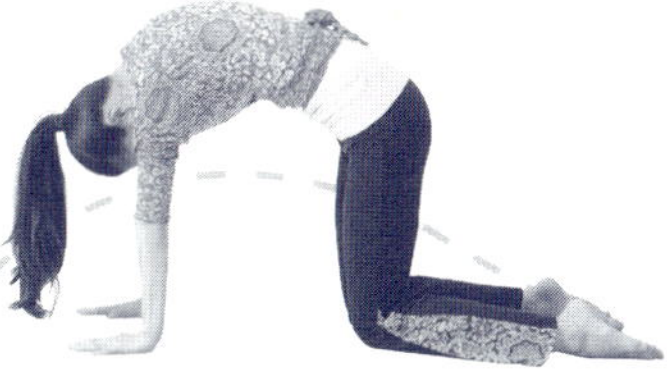

8 吐く～両手で大地をおして、背中を大きく広げます

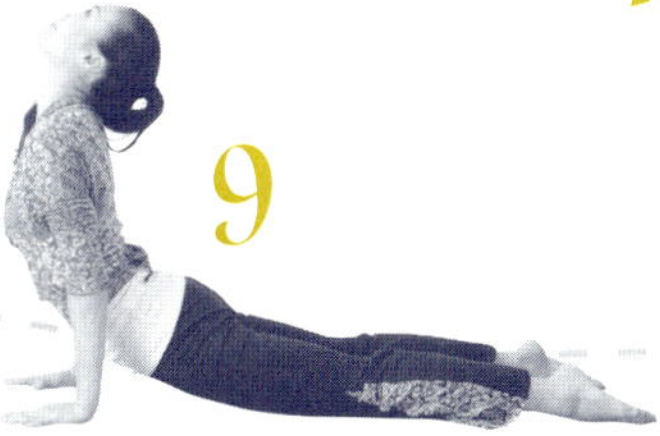

9

吸う～もう一度7のポーズで背中をそらし、

吐く～上体を大地におろし、そのまま前へすべらせてのびる

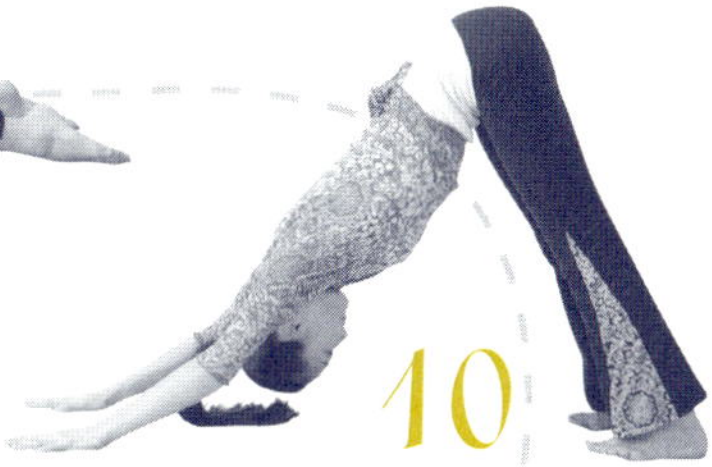

10 吸う～手の平で大地を押し、上体を上へのばします
吐く～お尻をうしろへ引いて足首、ひざ裏をのばします

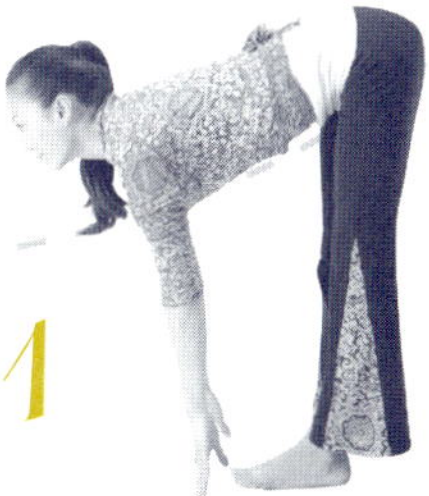

11 吸う～目線を前に胸を開きながら背骨をのばします

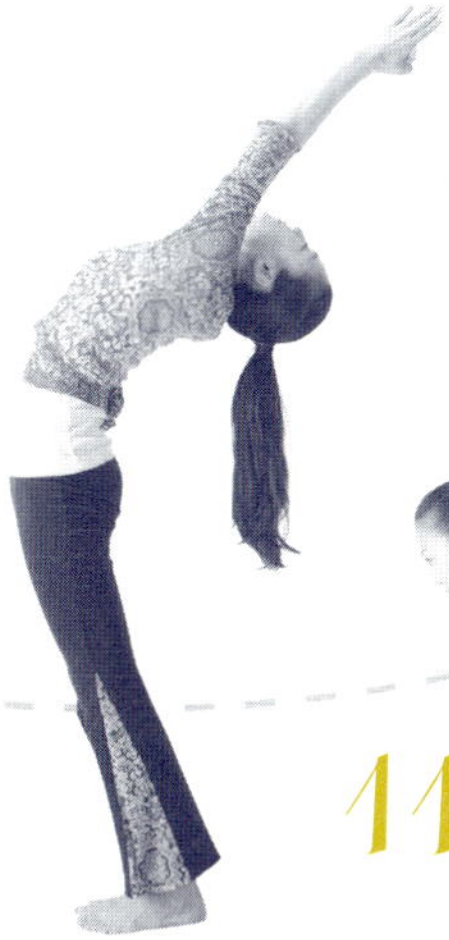

12 吐く～一度頭をおろし前屈
吸う～胸の中心から両手を大きく広げ、丸いお月様を描きましょう

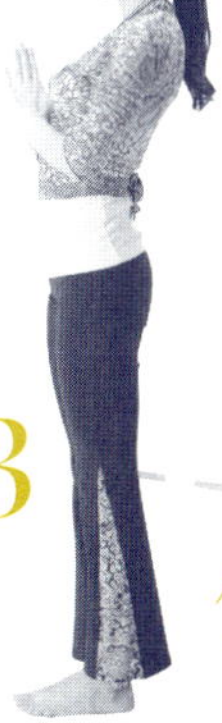

13 吐く～両手を胸の前に。自分の中心を感じます

島本麻衣子の
「月ヨガ」レッスンを受けられるスタジオ

FLOW TOKYO
東京都渋谷区上原3-27-5
http://www.facebook.com/FlowTokyo

HOT STUDIO ALL5（スクリーンクラス）
東京都中央区銀座5-4-7 銀座サワモトビルB2
http://www.hotstudio-all5.com/

自由が丘ヨガスタジオ
東京都目黒区自由が丘1-3-22
http://www.jiyugaokayoga.jp/

Studio + Lotus8
東京都中央区東日本橋3-3-17 Re-know 1F
http://www.lotus8.co.jp/

その他
新しい月ヨガレッスン情報や、ニーズに合わせたプライベートヨガクラスなどの詳細は、ホームページをご覧ください。
月ヨガ　http://www.tsukiyoga.com/

Lesson 3
月星座でもっとキレイを呼びこむ

月星座別「最適ポーズ」を
プラスして効果倍増

太陽が1年かけて12星座をまわるのに対し、月は約1ヵ月で12星座をまわっています。月は、毎月1つの星座に2~3日かけて滞在しています。みなさんが雑誌などの占いでよく見ているものは、太陽星座を基準にした星座のこと。それはあなたが生まれたときに太陽がいた星座のことです。一方、月星座とは、あなたが生まれた日に月がいた星座です。月星座は、あなたの本性、感情、カラダをつかさどっています。心とカラダを癒すためにも、月星座のつかさどる部位（左ページ）に合わせ、最適なヨガのポーズ（80ページから）をとれば、さらに高い効果が期待できます。

また、その日の月星座によって心とカラダの状態も変化するといわれています。心とカラダはつながっています。心のストレスが、カラダに現れる場合があります。心を少しでも癒していくためにも、カラダからアプローチして、整えていきましょう。今日の月星座がわかる88ページからの「月の運行カレンダー」を参照してください。

あなたの生まれた日の月星座に合わせてポーズをとる

さらに、自分の月星座に合わせてポーズをとってみましょう。対応するカラダの部位は、あなたが無意識に心とカラダをはたらかせている場所でもあります。定期的にケアすることで、さらにカラダの調子が整い、快適な生活を送ることができます。自分の月星座は、次のページの表で見つけてください。

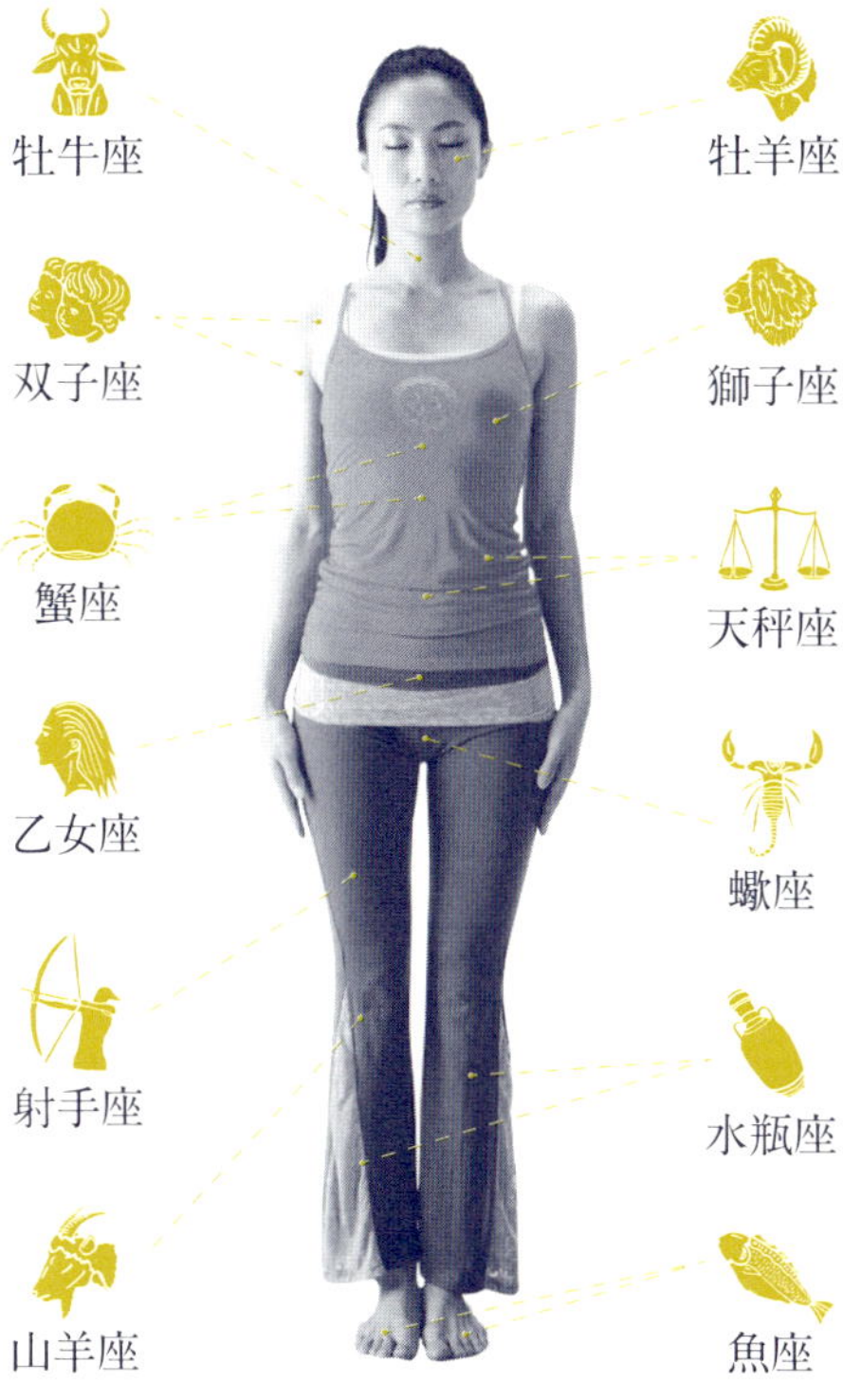

月星座のポーズをプラスして、
月ヨガ効果をアップさせましょう！

8月	9月	10月	11月	12月
水瓶座	牡羊座	牡牛座	蟹座	獅子座
蟹座	獅子座	乙女座	蠍座	射手座
蠍座	山羊座	水瓶座	牡羊座	牡牛座
牡羊座	牡牛座	双子座	獅子座	乙女座
獅子座	天秤座	蠍座	射手座	山羊座
射手座	水瓶座	魚座	牡牛座	双子座
牡牛座	蟹座	獅子座	乙女座	天秤座
乙女座	蠍座	射手座	水瓶座	魚座
水瓶座	魚座	牡羊座	双子座	蟹座
双子座	獅子座	乙女座	天秤座	射手座
蠍座	射手座	山羊座	魚座	牡羊座
魚座	牡羊座	双子座	蟹座	獅子座
蟹座	乙女座	天秤座	射手座	山羊座
射手座	山羊座	水瓶座	牡羊座	牡牛座
牡羊座	双子座	蟹座	乙女座	天秤座
乙女座	蠍座	射手座	山羊座	水瓶座
山羊座	魚座	牡羊座	牡牛座	蟹座
牡牛座	蟹座	獅子座	天秤座	蠍座
天秤座	蠍座	山羊座	水瓶座	牡羊座

●「**表1 あなたが生まれた年月の1日に月が滞在していた星座**」で、あなたの誕生した年月の星座を探します（1980年3月生まれの人は、獅子座）。

●「**表2 誕生した日付により加算する数字**」で、あなたの生まれた日の右横にある数字を見てみましょう（3日生まれは1）。

●表1で見た星座を、「**表3 星座数**」で見てみましょう（獅子座は5）。

●表2の数字と、表3の数字を足しましょう。足した数字が、あなたの星座数です（1＋5＝6＝乙女座）。

☆足した数字が12を超えたら、12を引いた数字があなたの月星座です。

表2
誕生した日付により加算する数字

誕生した日	加算数
1日	0
2日	1
3日	1
4日	1
5日	2
6日	2
7日	3
8日	3
9日	4
10日	4
11日	5
12日	5
13日	5
14日	6
15日	6
16日	7
17日	7
18日	8
19日	8
20日	9
21日	9
22日	10
23日	10
24日	10
25日	11
26日	11
27日	12
28日	12
29日	1
30日	1
31日	2

表3
星座数

1	牡羊座
2	牡牛座
3	双子座
4	蟹座
5	獅子座
6	乙女座
7	天秤座
8	蠍座
9	射手座
10	山羊座
11	水瓶座
12	魚座

月星座早見表

表1
あなたが生まれた年月の1日に月が滞在していた星座

誕生年（西暦）				1月	2月	3月	4月	5月	6月	7月
1939	1958	1977	1996	牡牛座	蟹座	蟹座	乙女座	天秤座	射手座	山羊座
1940	1959	1978	1997	天秤座	蠍座	射手座	山羊座	水瓶座	牡羊座	牡牛座
1941	1960	1979	1998	水瓶座	牡羊座	牡羊座	双子座	蟹座	獅子座	乙女座
1942	1961	1980	1999	双子座	獅子座	獅子座	天秤座	蠍座	山羊座	水瓶座
1943	1962	1981	2000	蠍座	射手座	山羊座	水瓶座	牡羊座	牡牛座	双子座
1944	1963	1982	2001	魚座	牡牛座	牡牛座	蟹座	獅子座	天秤座	蠍座
1945	1964	1983	2002	獅子座	乙女座	天秤座	蠍座	射手座	水瓶座	魚座
1946	1965	1984	2003	射手座	山羊座	水瓶座	魚座	牡牛座	双子座	獅子座
1947	1966	1985	2004	牡羊座	双子座	双子座	獅子座	乙女座	蠍座	射手座
1948	1967	1986	2005	乙女座	蠍座	蠍座	山羊座	水瓶座	魚座	牡牛座
1949	1968	1987	2006	山羊座	魚座	魚座	牡牛座	双子座	獅子座	乙女座
1950	1969	1988	2007	牡牛座	蟹座	蟹座	乙女座	天秤座	射手座	山羊座
1951	1970	1989	2008	天秤座	射手座	射手座	水瓶座	魚座	牡牛座	双子座
1952	1971	1990	2009	魚座	牡羊座	牡牛座	双子座	蟹座	乙女座	天秤座
1953	1972	1991	2010	蟹座	乙女座	乙女座	天秤座	射手座	山羊座	魚座
1954	1973	1992	2011	蠍座	山羊座	山羊座	魚座	牡羊座	双子座	蟹座
1955	1974	1993	2012	牡羊座	牡牛座	双子座	獅子座	乙女座	天秤座	蠍座
1956	1975	1994	2013	獅子座	天秤座	天秤座	射手座	山羊座	魚座	牡羊座
1957	1976	1995	2014	山羊座	水瓶座	魚座	牡羊座	牡牛座	蟹座	獅子座

[例] 1980年3月3日生まれの人
表1… 獅子座
表2… 3日生まれは1
表3… 獅子座は5＋（表2の数字1）＝6→月星座は乙女座

[例] 1970年5月11日生まれの人
表1… 魚座
表2… 11日生まれは5
表3… 魚座は12＋（表2の数字5）＝17（合計が12を超えたら12を引きます）-12
＝5→月星座は獅子座

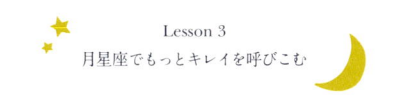

牡牛座

牛の
ポーズ

のどや首をのばしてストレッチ

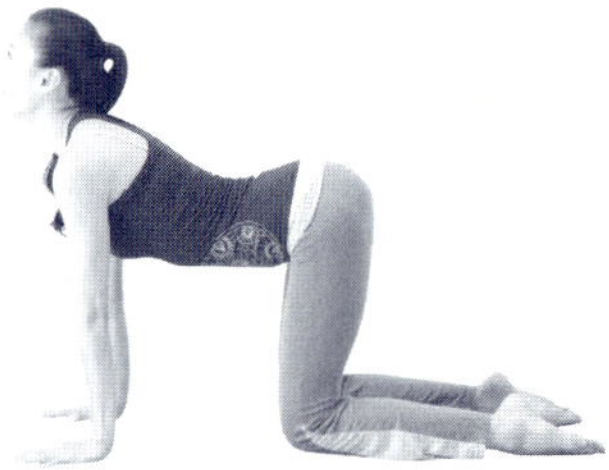

特徴●忍耐強く親切で、五感を大切にする牡牛座。牡牛座の日は、芸術に触れたり、マイペースな気分で、山や海、公園などで過ごすのがおすすめです。のどや甲状腺をのばしてホルモンバランスを整えれば、さらに五感が研ぎすまされます。

ヨガのポーズ●よつんばいになり、背中をニュートラルにします。息を吸いながら目線を上にして背骨をそらします。息を吐きながら元の位置まで戻しましょう。

牡羊座

ウサギの
ポーズ

使いすぎた頭をじっくりほぐす

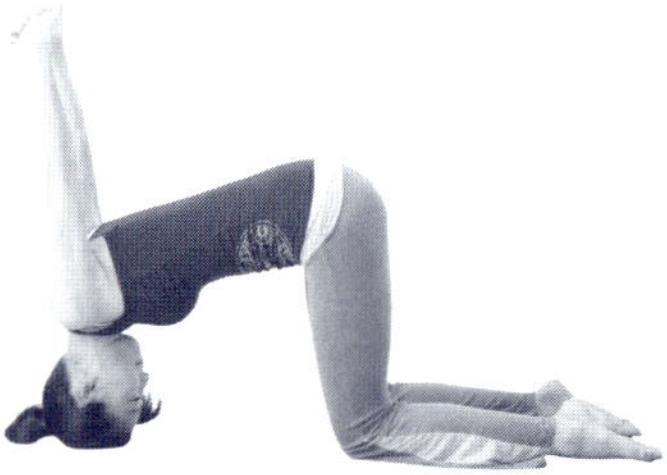

特徴●勇敢でダイナミックな心を持つ牡羊座。牡羊座の日は、自分の欲求に的確に行動できるので、新しい趣味をはじめるのに向いています。脳や頭、目、鼻のはたらきが活発になるので、頭頂部を刺激するポーズで血流を促し、コリをほぐしましょう。

ヨガのポーズ●よつんばいになり、肩の下に手、骨盤の下にひざをおき、そこから手の間に頭をおき、両手を背中で組んでいきます。息を吐いて、呼吸を整えたら、次の吐く息で、両手を頭の前方へ倒しましょう。

蟹座

バッタのポーズ

胃や消化器官のはたらきを促進

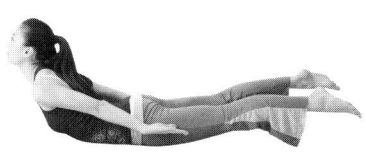

特徴●世話を焼くのが大好きで、母性にあふれる蟹座。蟹座の日は、ふだんより人の気持ちに敏感になり、優しく接することができます。胸や胃、消化器官が敏感になるので、消化機能を活発にさせるポーズで優しくいたわって。

ヨガのポーズ●うつ伏せになります。手足をうしろへのばし息を吐きながら上半身、手足を持ち上げます。お尻を締めて肩甲骨を中心へよせていきます。首のうしろを長くのばしていきましょう。

双子座

かんぬきのポーズ

肩まわりの力を抜いて、呼吸をラクに

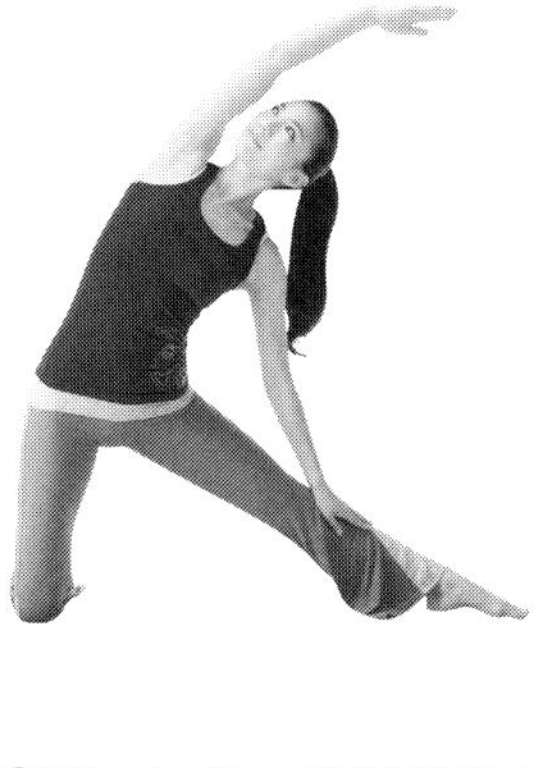

特徴●風のように舞い、好奇心旺盛に情報を収集する双子座。双子座の日は、知的な気分で本を読んだり、人と交流して社交性を磨くのがおすすめ。肩や腕、手についつい力が入りやすくなるので、柔軟性を高めるポーズを。肋骨《ろっこつ》と肺も広がり呼吸も深く整います。

ヨガのポーズ●足を腰幅に開きひざ立ちになったら、息を吐きながら左足をのばします。息を吸いながら両手を肩の高さへ。吐きながら左へ倒し体側をのばしていきましょう。

乙女座

座ったねじりのポーズ

腸を刺激してお通じをよく

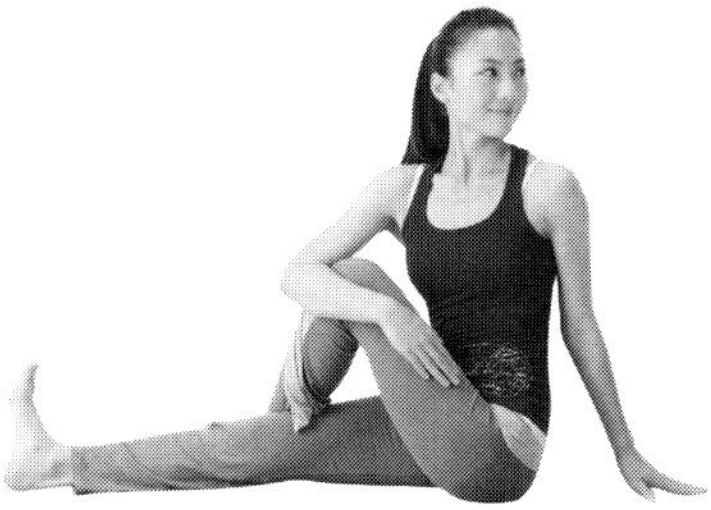

特徴●物静かでまじめ、秩序と常識を最優先する乙女座。乙女座の日は、部屋の片付けや掃除など、さまざまな物事の整理がはかどります。鋭敏になった神経をほぐすため、横隔膜を動かしましょう。便秘がちな腸のはたらきもスムーズになります。

ヨガのポーズ●足をのばし、足首を直角に立てたら、左ひざを曲げて右足の外側へおきます。息を吸いながら両手を肩の高さにあげ、息を吐きながら左側へねじっていきます。左の肩をうしろへ引いて胸を開き、吐く息で深くねじっていきましょう。反対側も同様におねがいします。

獅子座

立った前屈のポーズ

心臓を下にするポーズでリラックス

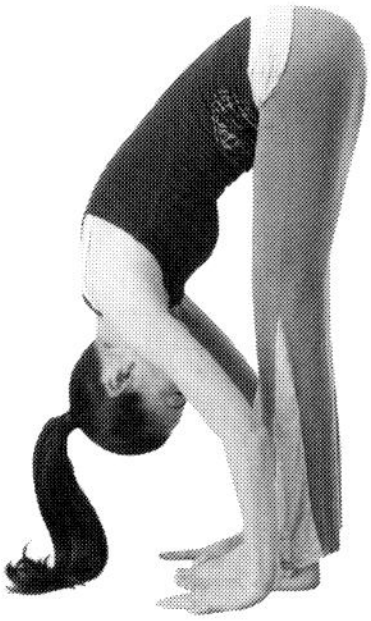

特徴●華やかで光り輝く個性を持ち、自信に満ちあふれる獅子座。獅子座の日は、自分の個性が十二分に発揮され、気分が華やかになります。ドラマティックなできごとが期待できる日です。心臓や脳細胞の高ぶりを落ちつかせるポーズでバランスをとって。

ヨガのポーズ●親指をそろえて一度山のポーズで立ちます。息を吐きながら足の付け根から前屈して上半身の重みを感じながら背面をのばしましょう。

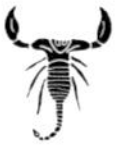

蠍座

蠍のポーズ

子宮まわりを刺激して女性性をアップ

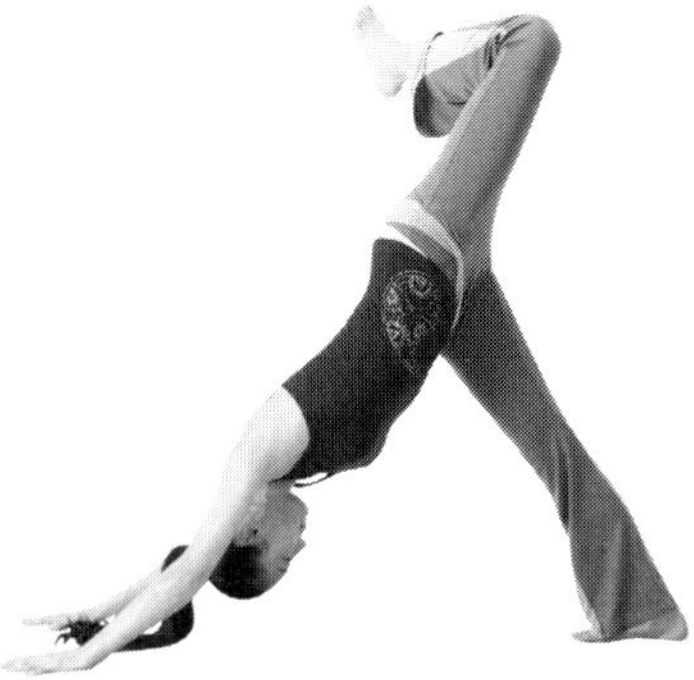

特徴●カリスマ性があり、神秘的な魅力にあふれる蠍座。蠍座の日は、愛情深く、集中力も高まるので、パートナーと素敵な時間を過ごすことができます。子宮近くにあるチャクラを刺激して、性的なエネルギーのバランスを整えて。

ヨガのポーズ●下を向いた犬のポーズで手足の心地よい位置を見つけてください。呼吸を整えて息を吸いながら左足を上げていきます。息を吐きながら、ひざを曲げて足首の力みも解放してください。鼠蹊部からのばしていきましょう。

天秤座

三日月のポーズ

上半身をしなやかにバランス力を養う

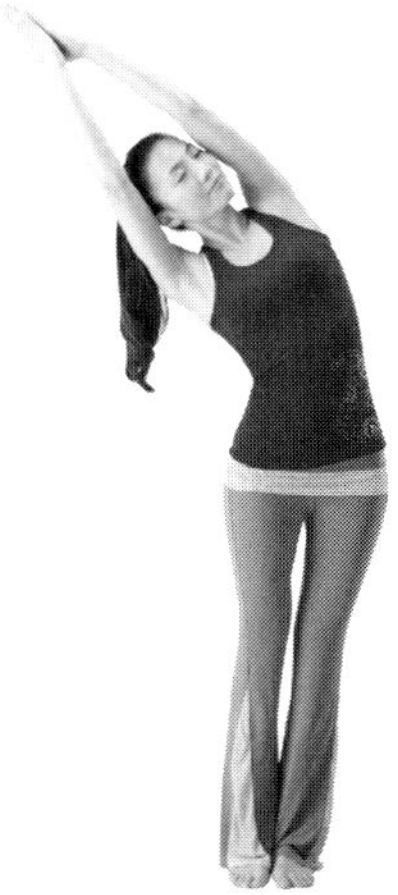

特徴●穏やかな心を持ち、感情のバランスが上手にとれる天秤座。天秤座の日は、コミュニケーション上手になれます。腰椎のあたりから心地よくのばすポーズで、上下半身のバランスを整えましょう。

ヨガのポーズ●山のポーズで立ちます。胸の前で手を合わせて息を吸いながら両手を上にのばします。息を吐きながら右側へ倒し体側をのばしましょう。反対側も繰り返していきます。

山羊座

割り座のポーズ

ひざや関節の動きを柔軟に

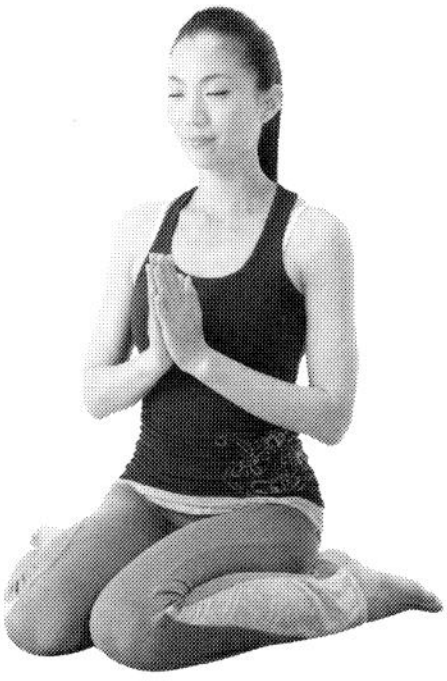

特徴●地に足がついていて、伝統を重んじる性格の山羊座。山羊座の日は、勉強をしたり、コツコツと地道に進める作業に向いています。かたくなりがちな足首やひざを柔軟にし、骨格を美しく安定させるポーズをとりましょう。

ヨガのポーズ●正座の姿勢からかかとをお尻の外へ出します。そのときふくらはぎも外側へ、手で出していきましょう。お腹を引き上げ背骨をのばし骨盤を大地に安定させていきます。

射手座

戦士のポーズ❷

太ももや股関節を引き締める

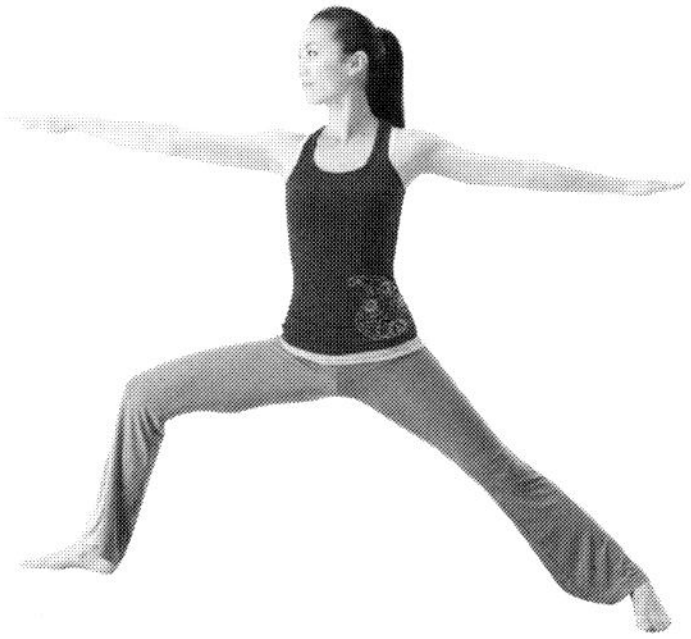

特徴●12星座の中で一番、冒険心いっぱいで自由な射手座。射手座の日は、前向きで陽気な心のリズムにのって旅行をしたり、出会いの場に出かけるのがおすすめ。太ももや股関節を引き締めるポーズで、さらに自由な行動力を養いましょう。

ヨガのポーズ●山のポーズで立ち、足を肩幅の倍の広さで開きます。右の足先を外へ90度に開き、息を吸いながら両手を肩の高さへ、息を吐きながら右ひざを曲げていきます。骨盤底筋群を引き上げて尾骨を内側へ入れ、お腹を引き上げます。

魚座

魚のポーズ

リンパを流して体内を浄化

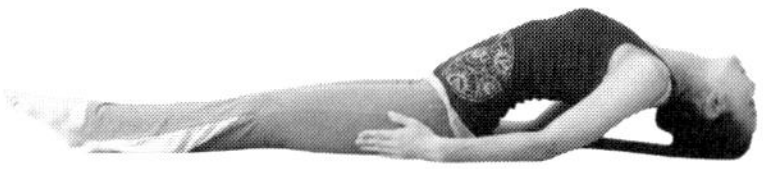

特徴●強い感受性の持ち主で、他者に共鳴しやすく、思いやりがある魚座。魚座の日は相手に対して敏感になり、情緒不安定になりやすくなる日です。のどや胸を大きく開き、毒素を濾《ろ》過《か》する役目を持つリンパの流れをよくしましょう。

ヨガのポーズ●大地へあお向けになります。手足をカラダにそろえて、呼吸を整えたら息を吸いながら胸を持ち上げます。肩を引いて胸を開き、頭頂部を大地へおろし頭、ひじ、お尻でカラダを支えましょう。

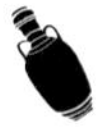

水瓶座

下を向いた犬のポーズ

ふくらはぎをのばしてむくみとり

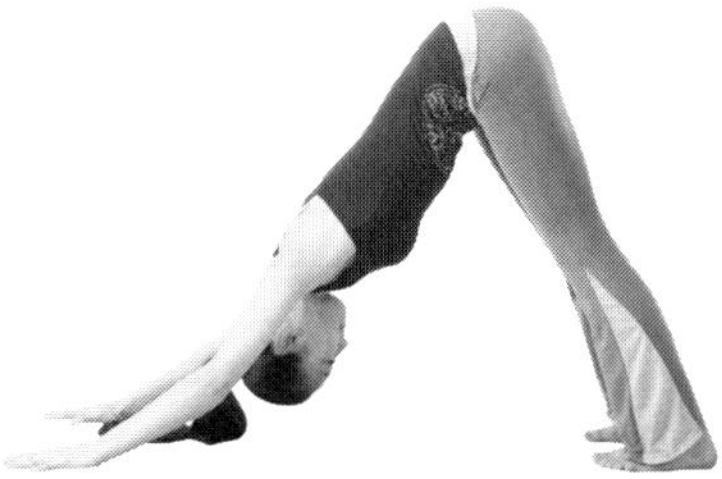

特徴●だれにでも友好的で、礼儀正しい水瓶座。水瓶座の日は、独創的な気持ちがあふれるので、いつもと違う自分が発見できたり、ひらめきが生まれやすくなります。足首やふくらはぎを刺激してむくみをラクにし、その力を最大限に発揮して。

ヨガのポーズ●よつんばいになり、お尻を引き上げます。手の平は大きく開き肩幅におきます。足は腰幅から肩幅においてください。少し足指を慣らしてから、吐く息で足の裏を大地へおろしていきましょう。

エピローグ

月ヨガは、いつもがんばっているあなたへのご褒美

月の満ち欠けに合わせた月ヨガレッスン、いかがでしたでしょうか？ 個人差はあるかと思いますが、みなさん、心やカラダになんらかの変化が感じられたのではないでしょうか。また、月の満ち欠けを意識した生活を送ることで、毎日の生き方の道しるべを見つけていただけたのなら幸いです。

知らなかったことを知るだけで、今の状況を納得し、安心して生活できます。今のまま続ければいい、今はこんな時期だからこうなるんだろうな、とか。

月の力を味方につければ、自分自身の力で、明るく健康で自然体な自分を取り戻せます。ただし、時には、科学の力を借りたり、手当てをしてもらったり、スキンシップも癒しにつながる行為なので、大事なことだと思います。

心とカラダの声を素直に聞き、自己治癒力を高めることこそが、女性本来の美しさにつながると信じています。

最後に、月ヨガをこれからも続けるために、ぜひ覚えておいてほしいことがあります。

月ヨガは、人と比べないということ、自分の心の声を聞くことだということ。

だから、決してムリはしないでください。あなたの好きなときに、好きなポーズで、自分の呼吸を感じていってください。もしうまくいかないポーズがあったとしても、自分を責めないでください。パーフェクトではない自分、ありのままの自分を愛してほしいと切に願います。

月ヨガは、いつもがんばっているあなたへのご褒美です。

たくさんのやるべきことに追われ、一息つくのも大変な今の時代。月ヨガをするときは、心もカラダも解放され、楽しくリラックスできて癒される、そんな極上の時間であってほしいと思います。

いつも空の上で私たちを優しく照らしてくれるお月様に、私たちを優しく包みこんでくれる母なる自然に、大地に、感謝の気持ちをこめて。

ナマステ。

２０１２年７月　島本麻衣子

月の運行カレンダー

2012年7月～2014年12月

＊カレンダーの新月、上弦の月、満月、下弦の月の日を参考にして、「月ヨガ」をおこないましょう。

＊該当する月星座の日は、月星座別のヨガのポーズ（80～85ページ）をおこなったり、月星座別の過ごし方も取りいれてみるとよいでしょう。

2012

7 July

1	日	射手座		
2	月	射手座		
3	火	山羊座		
4	水	山羊座	満月	○
5	木	水瓶座		
6	金	水瓶座		
7	土	魚座		
8	日	魚座		
9	月	魚座		
10	火	牡羊座		
11	水	牡羊座	下弦	◑
12	木	牡牛座		
13	金	牡牛座		
14	土	牡牛座		
15	日	双子座		
16	月	双子座		
17	火	蟹座		
18	水	蟹座		
19	木	蟹座	新月	●
20	金	獅子座		
21	土	獅子座		
22	日	乙女座		
23	月	乙女座		
24	火	天秤座		
25	水	天秤座		
26	木	蠍座	上弦	◐
27	金	蠍座		
28	土	射手座		
29	日	射手座		
30	月	山羊座		
31	火	山羊座		

8 August

1	水	水瓶座		
2	木	水瓶座	満月	○
3	金	水瓶座		
4	土	魚座		
5	日	魚座		
6	月	牡羊座		
7	火	牡羊座		
8	水	牡牛座		
9	木	牡牛座		
10	金	牡牛座	下弦	◑
11	土	双子座		
12	日	双子座		
13	月	蟹座		
14	火	蟹座		
15	水	蟹座		
16	木	獅子座		
17	金	獅子座		
18	土	獅子座	新月	●
19	日	乙女座		
20	月	天秤座		
21	火	天秤座		
22	水	蠍座		
23	木	蠍座		
24	金	射手座	上弦	◐
25	土	射手座		
26	日	射手座		
27	月	山羊座		
28	火	山羊座		
29	水	水瓶座		
30	木	水瓶座		
31	金	魚座	満月	○

9 September

1	土	魚座		
2	日	牡羊座		
3	月	牡羊座		
4	火	牡羊座		
5	水	牡牛座		
6	木	牡牛座		
7	金	双子座		
8	土	双子座	下弦	◑
9	日	双子座		
10	月	蟹座		
11	火	蟹座		
12	水	獅子座		
13	木	獅子座		
14	金	乙女座		
15	土	乙女座		
16	日	乙女座	新月	●
17	月	天秤座		
18	火	天秤座		
19	水	蠍座		
20	木	蠍座		
21	金	射手座		
22	土	射手座		
23	日	山羊座	上弦	◐
24	月	山羊座		
25	火	水瓶座		
26	水	水瓶座		
27	木	魚座		
28	金	魚座		
29	土	魚座		
30	日	牡羊座	満月	○

10 October

1	月	牡羊座		
2	火	牡牛座		
3	水	牡牛座		
4	木	牡牛座		
5	金	双子座		
6	土	双子座		
7	日	蟹座		
8	月	蟹座	下弦	◑
9	火	蟹座		
10	水	獅子座		
11	木	獅子座		
12	金	乙女座		
13	土	乙女座		
14	日	天秤座		
15	月	天秤座	新月	●
16	火	蠍座		
17	水	蠍座		
18	木	射手座		
19	金	射手座		
20	土	山羊座		
21	日	山羊座		
22	月	山羊座	上弦	◐
23	火	水瓶座		
24	水	水瓶座		
25	木	魚座		
26	金	魚座		
27	土	牡羊座		
28	日	牡羊座		
29	月	牡牛座		
30	火	牡牛座	満月	○
31	水	牡牛座		

11 November

1	木	双子座		
2	金	双子座		
3	土	蟹座		
4	日	蟹座		
5	月	蟹座		
6	火	獅子座		
7	水	獅子座	下弦	◑
8	木	乙女座		
9	金	乙女座		
10	土	天秤座		
11	日	天秤座		
12	月	蠍座		
13	火	蠍座		
14	水	蠍座	新月	●
15	木	射手座		
16	金	山羊座		
17	土	山羊座		
18	日	山羊座		
19	月	水瓶座		
20	火	水瓶座	上弦	◐
21	水	魚座		
22	木	魚座		
23	金	牡羊座		
24	土	牡羊座		
25	日	牡羊座		
26	月	牡牛座		
27	火	牡牛座		
28	水	双子座	満月	○
29	木	双子座		
30	金	双子座		

12 December

1	土	蟹座		
2	日	蟹座		
3	月	獅子座		
4	火	獅子座		
5	水	獅子座		
6	木	乙女座		
7	金	乙女座	下弦	◑
8	土	天秤座		
9	日	天秤座		
10	月	蠍座		
11	火	蠍座		
12	水	射手座		
13	木	射手座	新月	●
14	金	山羊座		
15	土	山羊座		
16	日	水瓶座		
17	月	水瓶座		
18	火	魚座		
19	水	魚座		
20	木	魚座	上弦	◐
21	金	牡羊座		
22	土	牡羊座		
23	日	牡牛座		
24	月	牡牛座		
25	火	双子座		
26	水	双子座		
27	木	双子座		
28	金	蟹座	満月	○
29	土	蟹座		
30	日	獅子座		
31	月	獅子座		

2013

7 July

1	月	牡羊座	
2	火	牡牛座	
3	水	牡牛座	
4	木	双子座	
5	金	双子座	
6	土	双子座	
7	日	蟹座	
8	月	蟹座	新月 ●
9	火	獅子座	
10	水	獅子座	
11	木	獅子座	
12	金	乙女座	
13	土	乙女座	
14	日	天秤座	
15	月	天秤座	
16	火	天秤座	上弦 ◐
17	水	蠍座	
18	木	蠍座	
19	金	射手座	
20	土	射手座	
21	日	山羊座	
22	月	山羊座	
23	火	水瓶座	満月 ○
24	水	水瓶座	
25	木	魚座	
26	金	魚座	
27	土	牡羊座	
28	日	牡羊座	
29	月	牡牛座	
30	火	牡牛座	下弦 ◑
31	水	牡牛座	

8 August

1	木	双子座	
2	金	双子座	
3	土	蟹座	
4	日	蟹座	
5	月	蟹座	
6	火	獅子座	
7	水	獅子座	新月 ●
8	木	乙女座	
9	金	乙女座	
10	土	乙女座	
11	日	天秤座	
12	月	天秤座	
13	火	蠍座	
14	水	蠍座	上弦 ◐
15	木	射手座	
16	金	射手座	
17	土	山羊座	
18	日	山羊座	
19	月	水瓶座	
20	火	水瓶座	
21	水	魚座	満月 ○
22	木	魚座	
23	金	牡羊座	
24	土	牡羊座	
25	日	牡羊座	
26	月	牡牛座	
27	火	牡牛座	
28	水	双子座	下弦 ◑
29	木	双子座	
30	金	双子座	
31	土	蟹座	

9 September

1	日	蟹座	
2	月	獅子座	
3	火	獅子座	
4	水	乙女座	
5	木	乙女座	新月 ●
6	金	乙女座	
7	土	天秤座	
8	日	天秤座	
9	月	蠍座	
10	火	蠍座	
11	水	射手座	
12	木	射手座	
13	金	山羊座	上弦 ◐
14	土	山羊座	
15	日	山羊座	
16	月	水瓶座	
17	火	水瓶座	
18	水	魚座	
19	木	魚座	満月 ○
20	金	牡羊座	
21	土	牡羊座	
22	日	牡牛座	
23	月	牡牛座	
24	火	双子座	
25	水	双子座	
26	木	双子座	
27	金	蟹座	下弦 ◑
28	土	蟹座	
29	日	獅子座	
30	月	獅子座	

10 October

1	火	獅子座	
2	水	乙女座	
3	木	乙女座	
4	金	天秤座	
5	土	天秤座	新月 ●
6	日	蠍座	
7	月	蠍座	
8	火	蠍座	
9	水	射手座	
10	木	射手座	
11	金	山羊座	
12	土	山羊座	上弦 ◐
13	日	水瓶座	
14	月	水瓶座	
15	火	魚座	
16	水	魚座	
17	木	牡羊座	
18	金	牡羊座	
19	土	牡牛座	満月 ○
20	日	牡牛座	
21	月	牡牛座	
22	火	双子座	
23	水	双子座	
24	木	蟹座	
25	金	蟹座	
26	土	蟹座	
27	日	獅子座	下弦 ◑
28	月	獅子座	
29	火	乙女座	
30	水	乙女座	
31	木	乙女座	

11 November

1	金	天秤座	
2	土	天秤座	
3	日	蠍座	新月 ●
4	月	蠍座	
5	火	射手座	
6	水	射手座	
7	木	山羊座	
8	金	山羊座	
9	土	水瓶座	
10	日	水瓶座	上弦 ◐
11	月	魚座	
12	火	魚座	
13	水	牡羊座	
14	木	牡羊座	
15	金	牡羊座	
16	土	牡牛座	
17	日	牡牛座	
18	月	双子座	満月 ○
19	火	双子座	
20	水	双子座	
21	木	蟹座	
22	金	蟹座	
23	土	獅子座	
24	日	獅子座	
25	月	獅子座	
26	火	乙女座	下弦 ◑
27	水	乙女座	
28	木	天秤座	
29	金	天秤座	
30	土	蠍座	

12 December

1	日	蠍座	
2	月	射手座	
3	火	射手座	新月 ●
4	水	山羊座	
5	木	山羊座	
6	金	水瓶座	
7	土	水瓶座	
8	日	魚座	
9	月	魚座	
10	火	魚座	上弦 ◐
11	水	牡羊座	
12	木	牡羊座	
13	金	牡牛座	
14	土	牡牛座	
15	日	双子座	
16	月	双子座	
17	火	双子座	満月 ○
18	水	蟹座	
19	木	蟹座	
20	金	獅子座	
21	土	獅子座	
22	日	獅子座	
23	月	乙女座	
24	火	乙女座	
25	水	天秤座	下弦 ◑
26	木	天秤座	
27	金	天秤座	
28	土	蠍座	
29	日	蠍座	
30	月	射手座	
31	火	射手座	

2013

1 January

1	火	獅子座	
2	水	乙女座	
3	木	乙女座	
4	金	天秤座	
5	土	天秤座	下弦 ◑
6	日	蠍座	
7	月	蠍座	
8	火	射手座	
9	水	射手座	
10	木	山羊座	
11	金	山羊座	
12	土	山羊座	新月 ●
13	日	水瓶座	
14	月	水瓶座	
15	火	魚座	
16	水	魚座	
17	木	牡羊座	
18	金	牡羊座	
19	土	牡牛座	上弦 ◐
20	日	牡牛座	
21	月	牡牛座	
22	火	双子座	
23	水	双子座	
24	木	蟹座	
25	金	蟹座	
26	土	蟹座	
27	日	獅子座	満月 ○
28	月	獅子座	
29	火	乙女座	
30	水	乙女座	
31	木	天秤座	

2 February

1	金	天秤座	
2	土	天秤座	
3	日	蠍座	下弦 ◑
4	月	蠍座	
5	火	射手座	
6	水	射手座	
7	木	山羊座	
8	金	山羊座	
9	土	水瓶座	
10	日	水瓶座	新月 ●
11	月	魚座	
12	火	魚座	
13	水	牡羊座	
14	木	牡羊座	
15	金	牡牛座	
16	土	牡牛座	
17	日	牡牛座	
18	月	双子座	上弦 ◐
19	火	双子座	
20	水	蟹座	
21	木	蟹座	
22	金	蟹座	
23	土	獅子座	
24	日	獅子座	
25	月	乙女座	
26	火	乙女座	満月 ○
27	水	乙女座	
28	木	天秤座	

3 March

1	金	天秤座	
2	土	蠍座	
3	日	蠍座	
4	月	射手座	
5	火	射手座	下弦 ◑
6	水	山羊座	
7	木	山羊座	
8	金	水瓶座	
9	土	水瓶座	
10	日	魚座	
11	月	魚座	
12	火	魚座	新月 ●
13	水	牡羊座	
14	木	牡羊座	
15	金	牡牛座	
16	土	牡牛座	
17	日	双子座	
18	月	双子座	
19	火	双子座	
20	水	蟹座	上弦 ◐
21	木	蟹座	
22	金	獅子座	
23	土	獅子座	
24	日	獅子座	
25	月	乙女座	
26	火	乙女座	
27	水	天秤座	満月 ○
28	木	天秤座	
29	金	蠍座	
30	土	蠍座	
31	日	射手座	

4 April

1	月	射手座	
2	火	山羊座	
3	水	山羊座	下弦 ◑
4	木	水瓶座	
5	金	水瓶座	
6	土	水瓶座	
7	日	魚座	
8	月	魚座	
9	火	牡羊座	
10	水	牡羊座	新月 ●
11	木	牡牛座	
12	金	牡牛座	
13	土	牡牛座	
14	日	双子座	
15	月	双子座	
16	火	蟹座	
17	水	蟹座	
18	木	蟹座	上弦 ◐
19	金	獅子座	
20	土	獅子座	
21	日	乙女座	
22	月	乙女座	
23	火	天秤座	
24	水	天秤座	
25	木	蠍座	
26	金	蠍座	満月 ○
27	土	蠍座	
28	日	射手座	
29	月	射手座	
30	火	山羊座	

5 May

1	水	山羊座	
2	木	水瓶座	下弦 ◑
3	金	水瓶座	
4	土	魚座	
5	日	魚座	
6	月	牡羊座	
7	火	牡羊座	
8	水	牡牛座	
9	木	牡牛座	
10	金	牡牛座	新月 ●
11	土	双子座	
12	日	双子座	
13	月	蟹座	
14	火	蟹座	
15	水	蟹座	
16	木	獅子座	
17	金	獅子座	
18	土	乙女座	上弦 ◐
19	日	乙女座	
20	月	乙女座	
21	火	天秤座	
22	水	天秤座	
23	木	蠍座	
24	金	蠍座	
25	土	射手座	満月 ○
26	日	射手座	
27	月	山羊座	
28	火	山羊座	
29	水	水瓶座	
30	木	水瓶座	
31	金	魚座	

6 June

1	土	魚座	下弦 ◑
2	日	牡羊座	
3	月	牡羊座	
4	火	牡羊座	
5	水	牡牛座	
6	木	牡牛座	
7	金	双子座	
8	土	双子座	
9	日	双子座	新月 ●
10	月	蟹座	
11	火	蟹座	
12	水	獅子座	
13	木	獅子座	
14	金	獅子座	
15	土	乙女座	
16	日	乙女座	
17	月	天秤座	上弦 ◐
18	火	天秤座	
19	水	蠍座	
20	木	蠍座	
21	金	射手座	
22	土	射手座	
23	日	山羊座	満月 ○
24	月	山羊座	
25	火	水瓶座	
26	水	水瓶座	
27	木	魚座	
28	金	魚座	
29	土	魚座	
30	日	牡羊座	下弦 ◑

2014

7 July

1	火	獅子座	
2	水	乙女座	
3	木	乙女座	
4	金	乙女座	
5	土	天秤座	上弦 ◐
6	日	天秤座	
7	月	蠍座	
8	火	蠍座	
9	水	蠍座	
10	木	射手座	
11	金	射手座	
12	土	山羊座	満月 ○
13	日	山羊座	
14	月	水瓶座	
15	火	水瓶座	
16	水	魚座	
17	木	魚座	
18	金	牡羊座	
19	土	牡羊座	下弦 ◑
20	日	牡牛座	
21	月	牡牛座	
22	火	双子座	
23	水	双子座	
24	木	双子座	
25	金	蟹座	
26	土	蟹座	
27	日	獅子座	新月 ●
28	月	獅子座	
29	火	獅子座	
30	水	乙女座	
31	木	乙女座	

8 August

1	金	天秤座	
2	土	天秤座	
3	日	天秤座	
4	月	蠍座	上弦 ◐
5	火	蠍座	
6	水	射手座	
7	木	射手座	
8	金	山羊座	
9	土	山羊座	
10	日	水瓶座	
11	月	水瓶座	満月 ○
12	火	魚座	
13	水	魚座	
14	木	牡羊座	
15	金	牡羊座	
16	土	牡牛座	
17	日	牡牛座	下弦 ◑
18	月	双子座	
19	火	双子座	
20	水	双子座	
21	木	蟹座	
22	金	蟹座	
23	土	獅子座	
24	日	獅子座	
25	月	獅子座	新月 ●
26	火	乙女座	
27	水	乙女座	
28	木	天秤座	
29	金	天秤座	
30	土	天秤座	
31	日	蠍座	

9 September

1	月	蠍座	
2	火	射手座	上弦 ◐
3	水	射手座	
4	木	山羊座	
5	金	山羊座	
6	土	山羊座	
7	日	水瓶座	
8	月	水瓶座	
9	火	魚座	満月 ○
10	水	魚座	
11	木	牡羊座	
12	金	牡羊座	
13	土	牡牛座	
14	日	牡牛座	
15	月	双子座	
16	火	双子座	下弦 ◑
17	水	蟹座	
18	木	蟹座	
19	金	蟹座	
20	土	獅子座	
21	日	獅子座	
22	月	乙女座	
23	火	乙女座	
24	水	乙女座	新月 ●
25	木	天秤座	
26	金	天秤座	
27	土	蠍座	
28	日	蠍座	
29	月	射手座	
30	火	射手座	

10 October

1	水	射手座	
2	木	山羊座	上弦 ◐
3	金	山羊座	
4	土	水瓶座	
5	日	水瓶座	
6	月	魚座	
7	火	魚座	
8	水	牡羊座	満月 ○
9	木	牡羊座	
10	金	牡牛座	
11	土	牡牛座	
12	日	双子座	
13	月	双子座	
14	火	双子座	
15	水	蟹座	
16	木	蟹座	下弦 ◑
17	金	獅子座	
18	土	獅子座	
19	日	獅子座	
20	月	乙女座	
21	火	乙女座	
22	水	天秤座	
23	木	天秤座	
24	金	蠍座	新月 ●
25	土	蠍座	
26	日	蠍座	
27	月	射手座	
28	火	射手座	
29	水	山羊座	
30	木	山羊座	
31	金	水瓶座	上弦 ◐

11 November

1	土	水瓶座	
2	日	魚座	
3	月	魚座	
4	火	牡羊座	
5	水	牡羊座	
6	木	牡牛座	
7	金	牡牛座	満月 ○
8	土	牡牛座	
9	日	双子座	
10	月	双子座	
11	火	蟹座	
12	水	蟹座	
13	木	獅子座	
14	金	獅子座	
15	土	獅子座	下弦 ◑
16	日	乙女座	
17	月	乙女座	
18	火	天秤座	
19	水	天秤座	
20	木	天秤座	
21	金	蠍座	
22	土	蠍座	新月 ●
23	日	射手座	
24	月	射手座	
25	火	山羊座	
26	水	山羊座	
27	木	水瓶座	
28	金	水瓶座	
29	土	魚座	上弦 ◐
30	日	魚座	

12 December

1	月	魚座	
2	火	牡羊座	
3	水	牡羊座	
4	木	牡牛座	
5	金	牡牛座	
6	土	双子座	満月 ○
7	日	双子座	
8	月	蟹座	
9	火	蟹座	
10	水	蟹座	
11	木	獅子座	
12	金	獅子座	
13	土	乙女座	
14	日	乙女座	下弦 ◑
15	月	乙女座	
16	火	天秤座	
17	水	天秤座	
18	木	蠍座	
19	金	蠍座	
20	土	射手座	
21	日	射手座	
22	月	射手座	新月 ●
23	火	山羊座	
24	水	山羊座	
25	木	水瓶座	
26	金	水瓶座	
27	土	魚座	
28	日	魚座	
29	月	牡羊座	上弦 ◐
30	火	牡羊座	
31	水	牡牛座	

2014

1 January

1	水	山羊座	新月	●
2	木	山羊座		
3	金	水瓶座		
4	土	水瓶座		
5	日	魚座		
6	月	魚座		
7	火	牡羊座		
8	水	牡羊座	上弦	◐
9	木	牡羊座		
10	金	牡牛座		
11	土	牡牛座		
12	日	双子座		
13	月	双子座		
14	火	双子座		
15	水	蟹座		
16	木	蟹座	満月	○
17	金	獅子座		
18	土	獅子座		
19	日	獅子座		
20	月	乙女座		
21	火	乙女座		
22	水	天秤座		
23	木	天秤座		
24	金	蠍座	下弦	◑
25	土	蠍座		
26	日	蠍座		
27	月	射手座		
28	火	射手座		
29	水	山羊座		
30	木	山羊座		
31	金	水瓶座	新月	●

2 February

1	土	水瓶座		
2	日	魚座		
3	月	魚座		
4	火	牡羊座		
5	水	牡羊座		
6	木	牡牛座		
7	金	牡牛座	上弦	◐
8	土	双子座		
9	日	双子座		
10	月	双子座		
11	火	蟹座		
12	水	蟹座		
13	木	獅子座		
14	金	獅子座		
15	土	獅子座	満月	○
16	日	乙女座		
17	月	乙女座		
18	火	天秤座		
19	水	天秤座		
20	木	天秤座		
21	金	蠍座		
22	土	蠍座		
23	日	射手座	下弦	◑
24	月	射手座		
25	火	山羊座		
26	水	山羊座		
27	木	水瓶座		
28	金	水瓶座		

3 March

1	土	魚座	新月	●
2	日	魚座		
3	月	牡羊座		
4	火	牡羊座		
5	水	牡牛座		
6	木	牡牛座		
7	金	牡牛座		
8	土	双子座	上弦	◐
9	日	双子座		
10	月	蟹座		
11	火	蟹座		
12	水	蟹座		
13	木	獅子座		
14	金	獅子座		
15	土	乙女座		
16	日	乙女座		
17	月	乙女座	満月	○
18	火	天秤座		
19	水	天秤座		
20	木	蠍座		
21	金	蠍座		
22	土	射手座		
23	日	射手座		
24	月	山羊座	下弦	◑
25	火	山羊座		
26	水	水瓶座		
27	木	水瓶座		
28	金	水瓶座		
29	土	魚座		
30	日	魚座		
31	月	牡羊座	新月	●

4 April

1	火	牡羊座		
2	水	牡牛座		
3	木	牡牛座		
4	金	双子座		
5	土	双子座		
6	日	蟹座		
7	月	蟹座	上弦	◐
8	火	蟹座		
9	水	獅子座		
10	木	獅子座		
11	金	乙女座		
12	土	乙女座		
13	日	乙女座		
14	月	天秤座		
15	火	天秤座	満月	○
16	水	蠍座		
17	木	蠍座		
18	金	射手座		
19	土	射手座		
20	日	射手座		
21	月	山羊座		
22	火	山羊座	下弦	◑
23	水	水瓶座		
24	木	水瓶座		
25	金	魚座		
26	土	魚座		
27	日	牡羊座		
28	月	牡羊座		
29	火	牡牛座	新月	●
30	水	牡牛座		

5 May

1	木	双子座		
2	金	双子座		
3	土	双子座		
4	日	蟹座		
5	月	蟹座		
6	火	獅子座		
7	水	獅子座	上弦	◐
8	木	獅子座		
9	金	乙女座		
10	土	乙女座		
11	日	天秤座		
12	月	天秤座		
13	火	天秤座		
14	水	蠍座		
15	木	蠍座	満月	○
16	金	射手座		
17	土	射手座		
18	日	山羊座		
19	月	山羊座		
20	火	水瓶座		
21	水	水瓶座	下弦	◑
22	木	魚座		
23	金	魚座		
24	土	牡羊座		
25	日	牡羊座		
26	月	牡牛座		
27	火	牡牛座		
28	水	牡牛座		
29	木	双子座	新月	●
30	金	双子座		
31	土	蟹座		

6 June

1	日	蟹座		
2	月	蟹座		
3	火	獅子座		
4	水	獅子座		
5	木	乙女座		
6	金	乙女座	上弦	◐
7	土	乙女座		
8	日	天秤座		
9	月	天秤座		
10	火	蠍座		
11	水	蠍座		
12	木	射手座		
13	金	射手座	満月	○
14	土	山羊座		
15	日	山羊座		
16	月	水瓶座		
17	火	水瓶座		
18	水	魚座		
19	木	魚座		
20	金	牡羊座	下弦	◑
21	土	牡羊座		
22	日	牡羊座		
23	月	牡牛座		
24	火	牡牛座		
25	水	双子座		
26	木	双子座		
27	金	蟹座	新月	●
28	土	蟹座		
29	日	蟹座		
30	月	獅子座		

参考文献

『アロマと月の占星学』香月ひかる著　文芸社

『ウニヒピリ ホ・オポノポノで出会った「ほんとうの自分」』イハレアカラ・ヒューレン／ＫＲ／平良アイリーン著　サンマーク出版

『女は毎月生まれかわる――からだと心が元気になる「月経血コントロール」ゆる体操』高岡英夫／三砂ちづる著　ビジネス社

『鏡リュウジの月が導く魔法の法則』鏡リュウジ著　主婦の友社

『傷つくならば、それは「愛」ではない』チャック・スペザーノ博士著　大空夢湧子訳　ＶＯＩＣＥ

『暮らしに生かす旧暦ノート』鈴木充広著　河出書房新社

『最新占星術入門　増補改訂版』松村潔著　学習研究社

『自然とつながる暮らしかた――空の向こうは私のうちがわ』景山えりか著　講談社

『詳解 月の正統西洋占星術』神谷充彦著　学研パブリッシング

『たった４つの言葉で幸せになれる！　心が楽になる　ホ・オポノポノの教え』イハレアカラ・ヒューレン著　丸山あかね訳　イースト・プレス

『魂の願い新月のソウルメイキング』ジャン・スピラー著　東川恭子訳　徳間書店

『月』秋月さやか著　青菁社

『月的生活――天の鏡「月と季節の暦」の時空』志賀勝著　新曜社

『月の癒し』ヨハンナ・パウンガー／トーマス・ポッペ著　小川捷子訳　飛鳥新社

『月の大辞典』テレサ・ムーリー著　岡本翔子訳　ヴィレッジブックス

『月の謎と不思議がわかる本』宇宙科学研究倶楽部編　学研パブリッシング

『月の本――perfect guide to the MOON』林完次著　角川書店

『月の魔法――「月のリズム」「月の星座」で本当の自分を知る』ロリー・リード著　ユール洋子訳　ＫＫベストセラーズ

『月の魔力』アーノルド・Ｌ・リーバー著訳　東京書籍

『月のリズムで暮らす本』テレサ・ムーリー著　岡本翔子訳　ソニーマガジンズ

『月のリズムでダイエット』岡部賢二著　サンマーク出版

『ＢＡＳＨＡＲ』ダリル・アンカ著訳　ＶＯＩＣＥ

『ハタヨガの真髄――６００の写真による実技事典』Ｂ・Ｋ・Ｓアイアンガー著訳　白揚社

『人は月に生かされている』志賀勝著　中央公論新社

『星が導き出すハーバルアストロロジー』岸延江著　説話社

『ホルモンのルール』ウミノミチコ著　技術評論社

『迷ったときは運命を信じなさい』ディーパック・チョプラ著　住友進訳　サンマーク出版

『ムーンビューティー＆ダイエット――月の癒しとリズムで美しく変わる』泉書房編集部編著　泉書房

『やさしく学ぶＹＯＧＡ哲学――バガヴァッドギーター』向井田みお著　アンダー・ザ・ライト ヨガスクール

『ヨガの喜び――心も体も、健康になる、美しくなる』沖正弘著　光文社

『ヨーガ　本質と実践』ルーシー・リデル著訳　産調出版

島本麻衣子 しまもと・まいこ
「月ヨガ®」インストラクター。「月日記」を付けていた祖母に影響を受け、幼少のころから月の神秘的なエネルギーに興味を持つ。モデル時代、心身のバランスを崩したことがきっかけで、月のリズムに合わせたヨガを実践し、心とカラダの浄化作用を体験。その後、ヨガインストラクターとなり「月ヨガ」を考案。月の満ち欠けに合わせて女性らしさを高めるポーズを中心に組み合わせ、人気を呼んでいる。現在、日本国内、アジア各国で活躍中。
月ヨガ http://www.tsukiyoga.com/

衣装協力 東京ヨガウェア2.0
http://www.tokyo-yogawear.jp/

DVD付《つ》き 月《つき》ヨガ
心《こころ》とカラダを整《ととの》える28日《にち》間浄化《かんじょうか》メソッド

2012年7月19日 第1刷発行
2012年8月3日 第2刷発行

著者 島《しま》本《もと》麻《ま》衣《い》子《こ》
発行者 鈴木 哲
発行所 株式会社 講談社
〒112-8001
東京都文京区音羽二丁目12-21
電話 出版部 03-5395-3522
販売部 03-5395-3622
業務部 03-5395-3615
印刷所 慶昌堂印刷株式会社
製本所 大口製本印刷株式会社

デザイン 三木俊一+仲島綾乃（文京図案室）
イラスト 仲島綾乃+岩佐卓哉（文京図案室）
ヘアメイク 三輪昌子
撮影 渡辺充俊
動画撮影 森京子+日輪明子
企画協力 竹内てつや（オー・エンタープライズ）
宮崎由美（ビーム）
企画編集 依田則子

ISBN978-4-06-217842-6
94p 21cm N.D.C.595